全国中医药高等院校规划教材

浙江省普通本科高校"十四五"重点立项建设教材

中医文化传承与养生保健通识系列教材

食物养生

（供中医学、中药学、中西医临床医学、中医康复学、
中医养生学、护理学等专业用）

主　编　何富乐　胡美兰

中国中医药出版社

·北　京·

图书在版编目（CIP）数据

食物养生 / 何富乐，胡美兰主编． -- 北京：中国
中医药出版社，2025．6． --（全国中医药高等院校规划
教材）．
ISBN 978-7-5132-9328-0

Ⅰ．R247.1

中国国家版本馆 CIP 数据核字第 2025EW5495 号

融合教材服务说明

全国中医药高等院校规划教材为新形态融合教材，各教材配套数字教材和相关数字化教学资源（PPT 课件、视频等）仅在全国中医药行业教育云平台"医开讲"发布。

资源访问说明

到"医开讲"网站（jh.e-lesson.cn）或扫描教材内任意二维码注册登录后，即可访问相关数字化资源。

联系我们。

如您在使用数字资源的过程中遇到问题，请扫描右侧二维码联系我们。

中国中医药出版社出版

北京经济技术开发区科创十三街 31 号院二区 8 号楼
邮政编码　100176
传真　010-64405721
山东华立印务有限公司印刷
各地新华书店经销

开本 889×1194　1/16　印张 9.75　彩插 0.5　字数 272 千字
2025 年 6 月第 1 版　2025 年 6 月第 1 次印刷
书号　ISBN 978-7-5132-9328-0

定价　49.00 元
网址　www.cptcm.com

服 务 热 线　010-64405720　　微信服务号　zgzyycbs
购 书 热 线　010-89535836　　微商城网址　https://kdt.im/LIdUGr
维 权 打 假　010-64405753　　天猫旗舰店网址　https://zgzyycbs.tmall.com

如有印装质量问题请与本社出版部联系（010-64405510）
版权专有　侵权必究

全国中医药高等院校规划教材
浙江省普通本科高校"十四五"重点立项建设教材
中医文化传承与养生保健通识系列教材

《食物养生》编委会

主　编

何富乐（浙江中医药大学）

胡美兰（杭州市第一人民医院）

副主编

叶咏菊（丽水市中医院）　　　　　　　陈山泉［香港中文大学（深圳）］

李岩琪（天津中医药大学）　　　　　　范丽丽（广西中医药大学）

胡　鹏（成都中医药大学）　　　　　　朱小区（浙江中医药大学附属温州中医院）

宋志靖（甘肃中医药大学）

编　委（以姓氏笔画为序）

王　莹（河北北方学院）　　　　　　　王　蕊（宁夏医科大学）

方　圆（丽水市中医院）　　　　　　　叶喜德（江西中医药大学）

许　琳（浙江省立同德医院）　　　　　许润春（成都中医药大学）

吴李菲（浙江中医药大学）　　　　　　沈盛晖（浙江省立同德医院）

宋晓莉（天津中医药大学第一附属医院）　张　利（四川旅游学院）

张　峰（永康市中医院）　　　　　　　陈　宏（黑龙江中医药大学）

陈雅婷（浙江中医药大学）　　　　　　范　瑾（金华市中医医院）

钱　璐（浙江医院）　　　　　　　　　徐亚静（安徽中医药大学）

韩　娟（天津中医药大学）

秘　书

叶咏菊（丽水市中医院）　　　　　　　吴李菲（浙江中医药大学）

《食物养生》
融合出版数字化资源编创委员会

全国中医药高等院校规划教材
浙江省普通本科高校"十四五"重点立项建设教材
中医文化传承与养生保健通识系列教材

主　编

何富乐（浙江中医药大学）

胡美兰（杭州市第一人民医院）

副主编

叶咏菊（丽水市中医院）　　　　　陈山泉［香港中文大学（深圳）］

李岩琪（天津中医药大学）　　　　范丽丽（广西中医药大学）

胡　鹏（成都中医药大学）　　　　朱小区（浙江中医药大学附属温州中医院）

宋志靖（甘肃中医药大学）

编　委（以姓氏笔画为序）

王　莹（河北北方学院）　　　　　王　蕊（宁夏医科大学）

方　圆（丽水市中医院）　　　　　叶喜德（江西中医药大学）

许　琳（浙江省立同德医院）　　　许润春（成都中医药大学）

吴李菲（浙江中医药大学）　　　　沈盛晖（浙江省立同德医院）

宋晓莉（天津中医药大学第一附属医院）　张　利（四川旅游学院）

张　峰（永康市中医院）　　　　　陈　宏（黑龙江中医药大学）

陈雅婷（浙江中医药大学）　　　　范　瑾（金华市中医医院）

钱　璐（浙江医院）　　　　　　　徐亚静（安徽中医药大学）

韩　娟（天津中医药大学）

秘　书

叶咏菊（丽水市中医院）　　　　　吴李菲（浙江中医药大学）

何富乐

浙江中医药大学中医内科学主任中医师，系中华中医药学会 2022 年度中医药科普影响力人物、全国老中医药专家学术经验继承人，现任中华中医药学会药膳分会常务副秘书长、世界中医药学会联合会肿瘤外治分会常务委员、浙江省中医药学会营养与食疗分会主任委员。主持省部级、厅局级及横向合作课题 20 项，与 7 家中医药产业规划合作企事业单位开展合作，主导生产养生茶饮、药丸、膏滋等产学研产品 8 个。担任第一指导老师的学生获得国家级创新创业立项或奖励 10 项、省级40 余项。主编出版图书 18 部，累计发表科普类文字作品 400余万字，获发明专利等知识产权证书 9 项。擅长以临证为核心的中医肿瘤临床诊疗、食物养生科普传播及中医药产业规划。

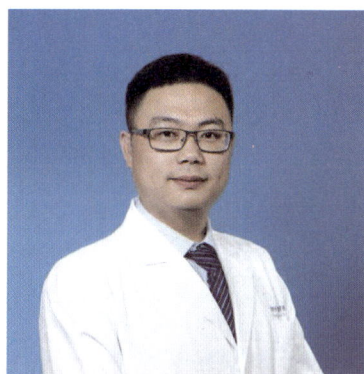

胡美兰

杭州市第一人民医院中医内科学副主任中医师，现任中华中医药学会养生分会委员、药膳分会委员，中国中医药研究促进会治未病与亚健康分会常务委员，浙江省中医药学会营养与食疗分会常务委员。主持教育部课题、浙江省中医药科技课题2 项，参与各类科研课题 4 项。主编出版图书 2 部，副主编 6部。临床擅长内科疑难杂症（如结节病、慢性胃肠功能紊乱、颈椎病、腰椎病、高血压等）的中西医结合治疗与预防保健，擅长个性化养生方案制订。

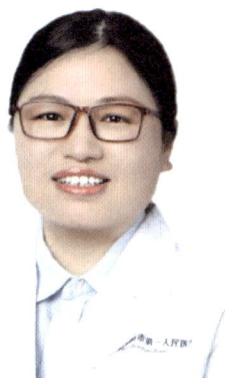

《中医文化传承与养生保健通识系列教材》

编 委 会

总主编

黄建波（浙江中医药大学）

副总主编

梁　宜（浙江中医药大学）　　　　　　季旭明（浙江中医药大学）

编　委（以姓氏笔画为序）

吕立江（浙江中医药大学）　　　　　　孙磊涛（浙江中医药大学附属第一医院）

何富乐（浙江中医药大学）　　　　　　张俊杰（浙江中医药大学）

张翼宙（浙江中医药大学）　　　　　　陈　凌（温州市中医院）

陈　意（浙江中医药大学附属第一医院）　郑　洪（浙江中医药大学）

胡美兰（杭州市第一人民医院）　　　　胡晓阳（黑龙江中医药大学）

骆欢欢（广州中医药大学）　　　　　　夏永良（浙江中医药大学附属第一医院）

裘　涛（浙江中医药大学附属第一医院）　裘生梁（浙江中医药大学附属第一医院）

总　序

　　随着"健康中国"战略的深入实施，人民群众对健康生活的追求愈发迫切。中医药作为中华文明的瑰宝，承载着中国人民数千年的智慧结晶，中医文化传承及养生保健知识的普及与传播，不仅顺应时代需求，更是文化传承与发展的重要使命。浙江中医药大学牵头策划并启动了中医文化传承与养生保健通识系列教材的编写工作，旨在构建具有通识特色的中医文化传承与养生保健系列课程，以此培养医学相关专业学生多学科融合的中医药文化素养，帮助其掌握中医养生基本技能。

　　该系列教材为浙江省普通本科高校"十四五"重点立项建设教材，并被列为全国中医药高等院校规划教材。本系列教材构建了"1+3+5"的系统构架，以学习中医药养生文化为核心，以掌握中医药基本知识和提升养生保健能力为两翼，涵盖《走进中医药养生文化》《走进黄帝内经》《方药纵横》《问道中医之中医流派养生文化》《经络养生》《茶疗养生》《功法养生》《食物养生》《情志养生》9种教材。

　　《走进中医药养生文化》作为文化引领的教材，紧扣习近平总书记在庆祝中国共产党成立100周年大会上提出的"两个结合"重要论述——"坚持把马克思主义基本原理同中国具体实际相结合、同中华优秀传统文化相结合"。该教材立足于中华优秀传统文化与中医药养生理论和实践，以文化自信为导向，有机融入"和合共生"生命观等课程思政内涵，彰显中医药养生文化的魅力，有助于同步实现知识传授与价值塑造。

　　《走进黄帝内经》《方药纵横》《问道中医之中医流派养生文化》3种教材分别从方剂学、中医经典理论及地域中医特色等角度，为学生打下坚实的中医药理论基础。《走进黄帝内经》是对《内经》原文进行解读，并与《内经》养生理念、养生方法密切结合的创新教材，旨在展现《内经》中医学理论的临床实用性和中医典籍中的人文价值，尤其突出《内经》独树一帜的养生理论和当代价值，便于学生将书本知识落实到临床实践、生活实践中，从而实现思想提升。《方药纵横》包含中医文化、中药故事、方剂逻辑，助力学生更好地掌握方剂组方配伍精髓，学会辨方制方，同时使学习者掌握常用且有效的中成药的具体应用、道地药材的辨识与使用，以及经典方剂的配伍特色、药对特点和临床应用。《问道中医之中医流派养生文化》系统介绍中医流派的由来、构成、意义及影响，选取全国代表性的地域流派，深入挖掘中医流派的养生文化内容及特点。

　　《经络养生》《茶疗养生》《功法养生》《食物养生》《情志养生》5种教材涵盖了中医特色

养生方法。《经络养生》以中医经典理论为基石，以理论结合实际为主导思想，深度挖掘经络理论、经络文化与养生实践的结合点，突出中医药类通识课程的特色内容。《茶疗养生》旨在提供一个较全面、系统的中医茶疗养生指南，介绍各类药茶的性味特点、功效作用、适用人群，以及茶疗养生的具体技巧，让学习者能够根据自己的身体状况和需求，选择合适的药茶，做到知茶、品茶、用茶。《功法养生》深入挖掘、系统整理功法理论及行之有效的功法，赋予其时代特色，满足学生学习与练习的需求。该教材内容具有功法养生理论独特、操作方法简单易行、保健方便、养生效果显著的特点，适用于各种人群。《食物养生》系统地梳理和阐述膳食养生的理念、方法和实践，力求做到理论与实践相结合，既注重对传统膳食养生文化的挖掘和整理，又结合现代营养学和医学知识，对膳食养生的理念和方法进行科学阐释。《情志养生》系统介绍了情志养生的基本理论，包括情志与五脏六腑的关系、情志致病的机理及情志养生的原则等，并结合现代心理学研究成果，探讨情绪管理、心态调整等方面的实用技巧。

　　本套教材的编写汇聚了多所院校众多专家学者的智慧与心血。希望本套教材能为广大师生领略中医药养生文化概貌、掌握实用的养生保健技能提供借鉴和参考，为推动中医药事业发展、促进全民健康贡献力量。

国医大师　葛琳仪

二〇二五年五月

编写说明

食养结合是中华饮食文化中一种重要的养生智慧。人们不仅关注食物的味道和营养价值，还特别重视食物的医疗保健作用。人们根据个人体质及健康状况的不同，会选择适宜的食材进行搭配和烹饪，以此达到养生保健的目的。

《素问·平人气象论》中言"人以水谷为本"，《素问·痹论》中提出"营者，水谷之精气也，和调于五脏，洒陈于六腑……卫者，水谷之悍气也"，足见古人早就明白饮食对人体的重要性。中医理论强调"天人合一"的理念，认为人与自然环境应和谐共处。因此，在饮食养生方面也应顺应自然时节。春夏两季，饮食宜清淡爽口，以适应气候的温暖和湿润；而在秋冬两季，饮食则宜温补滋润，以适应气候的寒冷和干燥。根据不同的地域及气候特点，各地逐渐形成了独具特色的饮食文化。

《食物养生》教材的主要内容从以下几个方面展开：食物养生理论与源流、养生食物简介、食物养生原则、临证虚实状态下的食物养生、常见疾病的食物养生、亚健康状态下的食物养生、经典文献选读及食物养生的创新发展等。

具体的编写工作如下：第一章由陈山泉、叶喜德、王莹完成；第二章由范丽丽、许润春、张峰完成；第三章由李岩琪、宋晓莉、徐亚静完成；第四章由叶咏菊、王蕊、方圆、范瑾完成；第五章由朱小区、韩娟、许琳、钱璐完成；第六章由宋志靖、陈雅婷、陈宏、沈盛晖完成；第七章由胡鹏、张利、吴李菲完成；第八章由何富乐、胡美兰完成；附录资料由陈山泉、叶喜德、王莹完成；秘书工作由叶咏菊、吴李菲完成。

《食物养生》编委会

2025 年 5 月

目　录

扫一扫，查看
本教材全部配
套数字资源

第一章
食物养生理论与源流

扫一扫，查阅
本章PPT等
数字资源

学习目标

通过本章的学习，学生需掌握食物促进人体健康及预防疾病的原理与方法，追溯其历史发展源流，并学会将相关知识应用于日常饮食。具体包括：掌握食物养生的原则；熟悉各朝代食物养生的代表性观点；了解食物养生理论的概述及其文化内涵。最终，通过培养学生科学健康的饮食习惯，实现预防疾病、增强体质、提升生活质量的目标。

食物养生之道，从中医经典到现代科学，历经了千年演变。从春秋战国时期的萌芽到近现代的繁荣，每一时期都留下了宝贵的食物养生理论与实践。从世界各地到国内各民族，食物养生展现了丰富多彩的面貌。本章将介绍食物养生的基本理论、历史源流及其在全球和中国多民族中的实践，使大家既能感受到这一领域的深厚底蕴和广泛影响，也能理解不同文化背景下对健康生活的共同追求，进而开启个人健康生活的全新篇章。尽管各地的具体方法有所差异，但全球各民族的食物养生实践都体现了人类对与自然和谐共生的理解及通过合理膳食促进健康的共识。

第一节　食物养生理论概述

食物养生（简称食养）是以中医基础理论为指导，通过合理搭配食物，满足机体正常生命活动所需营养物质，以此达到防治疾病、调养身体的目的。一般来讲，"食养"适用于所有人群。其主要研究内容涵盖各年龄阶段、不同地域、不同职业人群的饮食营养与养生方法，以及病后体虚者的营养康复。根据食物的不同特性，合理选择和加工利用食物，从而达到滋养精气、平调阴阳、维护健康、延年益寿的目的。

一、食物养生理论

中国传统食物养生理论是中国古代智慧的结晶，融合了中医理论、食疗思想及饮食文化的精髓，形成了独特的养生体系。该理论主要包括"药食同源说""食物四气说""食物五味说""五色补五脏说"及"以脏补脏说"等，其中"药食同源说"被视为基本原则。

（一）药食同源说

药食同源是指药物与食物在来源、成分和理论上的共通性。古代医学典籍记载"神农尝百草之滋味，水泉之甘苦，令民知所避就。当此之时，一日而遇七十毒"，这反映了古人在寻找食物的过程中发现了许多具有药用价值的物质。《黄帝内经太素》提出："用之充饥，则谓之食；以其疗病，则谓之药。"

药食同源的食物养生理论在中医临床实践中得到了广泛的应用，许多中药材，像红枣、枸杞子、山药等，它们既是日常生活中的饮食佳品，又是中医临床实践中的常用药材。同时，中医强调"药补不如食补"。唐代名医孙思邈在其著作中提道："为医者当须先洞晓病源，知其所犯，以食治之，食疗不愈，然后命药。"这些论述表明，合理的饮食调整可以辅助治疗并促进康复。

（二）食物四气说

在中国传统养生理论中，"食物四气说"是一个重要的理论组成部分。该理论认为，食物如同药物一样，具有寒、热、温、凉四种基本性质，此外还包含一种"平"性，实际上共计五种性质。这五种性质的食物可以根据个体的体质特征和健康状况来调节身体状态，从而达到养生保健的目的。

人们可遵循"寒者热之，热者寒之，虚则补之，实则泻之"的调养原则，依据自身情况选择适宜性质的食物来进行个性化的调养。例如，对于体质偏寒者，适宜采用温补或热性食物以驱寒；对于体质偏热者，则应选择凉性或寒性食物以清热降火；对于体质相对平衡者，平性食物是维持健康稳定的重要选择。此外，根据不同体质和具体需求，还可以应用平补、清补等多样化的食养方案，依据个人的具体情况进行选用，以实现调和阴阳、维护健康的目标。

（三）食物五味说

食物五味说指出，食物具有辛、甘、酸、苦、咸五种基本滋味。选择食物时应做到五味调和，配伍得宜，使饮食平衡。若过偏或不及，则会引发疾病。《素问·五脏生成》记载："多食咸，则脉凝泣而变色；多食苦，则皮槁而毛拔；多食辛，则筋急而爪枯；多食酸，则肉胝而唇揭；多食甘，则骨痛而发落。此五味之所伤也。"因此，合理摄取五味是保持身体健康的重要措施之一。

（四）五色补五脏说

五色补五脏说认为，食物的颜色与人体五脏紧密相关，不同颜色的食物对人体五脏有不同的滋养作用。《素问·五脏生成》记载："色味当五脏：白当肺、辛，赤当心、苦，青当肝、酸，黄当脾、甘，黑当肾、咸。故白当皮、赤当脉、青当筋、黄当肉、黑当骨。"因此，在食养过程中应注重食物颜色的多样性，合理搭配不同颜色的食物，通过均衡饮食实现对五脏的全面滋养。

（五）以脏补脏说

以脏补脏，亦称"以形补形"，是食物养生理论中的一个重要观点，它指的是利用特定动物器官来补充或增强人体相应器官的功能。《备急千金要方》（简称《千金要方》）"食治篇"记载："青羊胆汁，冷、无毒，主诸疮，能生人身脉，治青盲，明目。肺，平，补肺，治嗽，止渴，多小便，伤中，止虚，补不足，去风邪。肝，补肝，明目。心，主忧恚，膈中逆气。肾，补肾气虚弱，益精髓。"这表明食物不仅能够满足人体基本的营养需求，还能为特定的健康问题提供帮助。

二、食物养生的指导原则

（一）全面膳食，合理搭配

全面膳食指的是全面摄取人体所必需的各种营养成分。正如《素问·脏气法时论》中所提出的"五谷为养，五果为助，五畜为益，五菜为充，气味合而服之，以补精益气"。这一理念强调了全面膳食和合理搭配的食物养生原则。研究表明，蛋白质、脂类、糖类、维生素、矿物质、水和纤维素等七类成分是人体所需的主要营养素。因此，合理搭配就是在全面膳食的基础上，注意各类食物的比例，以确保人体获得均衡的营养。

一方面，食物的合理搭配应注重荤素结合，以素食为主。中国古代养生家一贯主张"薄滋味""去肥浓"，提倡素食为主的生活方式。另一方面，合理搭配还应遵循"谨和五味"的原则。《灵枢·五味论》指出："五味入于口也，各有所走，各有所病。酸走筋，多食之，令人癃；咸走血，多食之，令人渴；辛走气，多食之，令人洞心；苦走骨，多食之，令人变呕；甘走肉，多食之，令人悗心。"因此，五味的调和对于维持人体健康至关重要。

（二）审因施膳，以人为本

审因施膳是食物养生的另一重要原则，即因时、因地、因人制宜地合理选择膳食，强调具体情况具体分析。

1. 因人制宜 每个人的身体状况和体质特点不同，因此在饮食调理上需要注重个性化。例如，体质肥胖者多属痰湿，宜多食健脾化痰祛湿的食物；体质瘦弱者多属阴虚内热，宜多食滋阴清热的食物。

2. 因时制宜 中医认为，人与自然界密切相关，四季的气候变化对人体健康有着重要的影响。因此，人们在不同季节应选择适合该季节的食材和药膳，以此顺应自然界的节律变化。

3. 因地制宜 不同的自然环境因素会对人的健康产生重要影响。例如，西北地区气候寒冷，宜多食发散温热的食物；南方湿热地区，则宜多食清热利湿的食物。

（三）食饮有节，健康有序

"食饮有节"主张饮食适量，反对饥饱无度及饮食过寒或过热。这意味着在日常生活中，人们应避免暴饮暴食或过度节食，维持饮食的均衡和规律。《素问·平人气象论》提道"人以水谷为本，故人绝水谷则死"，这表明合适的食物对于维系生命活动至关重要。

此外，"食饮有节"包含两层含义：一是饮食要有节制，不过量、不过度；二是饮食要有节律，做到定时定量进食。这样可使身体的消化功能、吸收功能得以有节奏地进行，进而促进脾胃协调配合，肠胃虚实交替，有张有弛。

另外，"食饮有节"也强调顺应季节变化进行饮食调整。例如，《素问·四气调神大论》指出，人们应随着春生、夏长、秋收、冬藏的自然规律去调整饮食和生活行为。这表明，饮食不仅要考虑数量和质量，还要考虑时间因素，即应季食物的选择。

（四）细嚼慢咽，品味进食

明代郑瑄在《昨非庵日纂》提道："吃饭须细嚼慢咽，以津液送之，然后精味散于脾，华色充于肌。"这表明，细嚼慢咽可以将食物中的精华更好地转化为身体所需的营养成分。此外，中医养生讲究"蚁性",即倡导人们效仿蚂蚁饮少食微、细嚼慢咽的进食方式。这种进食方式能够促进胃液分泌,将食物磨得更细,便于人体对营养的消化吸收并减轻胃肠负担。《备急千金要方》指出:"食当熟嚼。"《养生庸言》也强调:"不论粥饭点心,皆宜嚼得极细咽下。"

三、饮食宜忌

(一) 饮食卫生

饮食卫生主要包括食物的新鲜与清洁、提倡熟食、讲究进食卫生等方面。《论语·乡党》提道:"食饐而餲,鱼馁而肉败,不食;色恶,不食;臭恶,不食;失饪,不食。"这强调了食物的新鲜度和安全性对于健康的重要意义。

(二) 食宜清淡

饮食宜清淡,避免过食肥甘厚味。《素问·生气通天论》提道:"高粱之变,足生大丁受如持虚。"这明确指出过度食用油腻食物可能引发疾病。

(三) 寒温适宜

饮食的寒温适宜包括两个方面:一方面,食物入口时温度要适宜。孙思邈认为饮食应"热无灼唇,冷无冰齿"。进食过热、过凉的食物都可能对健康产生不良影响。常吃过热食物会增加患食管癌和咽喉癌的风险,贪凉饮冷易导致"阴暑",寒饮食入胃可令人咳,年轻女性更应避免贪食生冷,尤忌在月经期进食寒凉之物。《兰室秘藏·中满腹胀论》指出:"或多食寒凉,乃脾胃久虚之人,胃中寒则生胀满,或脏寒生满病。"另一方面,我国独有的食物"凉热观念"认为,食物具有寒、热、温、凉、平等性质,这些不同性质的食物对人体的影响各异。因此,人们应根据个人体质选择相应的寒温食物。例如,《医学正传》指出:"致病之由,多因纵恣口腹,喜好辛酸,恣饮热酒煎煿。"一般来说,温热性质的食物,如羊肉、葱、姜、韭菜、桃、枣、橘等,适合虚寒体质者;而像鸭肉、绿豆、黄瓜、苦瓜等属寒凉性质的食物,则适合热性体质或患有偏热性疾病者。

四、补益方法

1. 平补法 食用性质平和的食物进行补益,适用于体质偏虚的人群。

2. 清补法 食用偏凉或有泻实作用的食物进行补益,适用于实热体质或夏秋季节食用。

3. 温补法 食用温热性质的食物进行补益,适用于阳虚体质或阳气亏损的证候,也适用于冬令进补。

4. 滋补法 食用具有滋阴补血作用的食物进行补益,适用于阴虚证、血虚证。

五、不同季节食养建议

中医强调"天人合一",认为人体应顺应四季变化进行饮食调养。春季万物复苏,应着重养肝明目,助阳升发,多食温热性质的食物如韭菜、香椿等;夏季炎热潮湿,应着重清热去火,多吃蔬果、豆制品等清淡食物,并多补充水分;秋季干燥少雨,须着重润肺养阴,食用润燥生津之物;冬季寒冷干燥,则宜着重温补肾阳,多吃温热性质的食物。顺应季节养生有助于增强人体对外界环境的适应能力,有效预防季节性疾病。

六、食物养生作用

（一）滋养调理

《灵枢·五味》指出："谷不入，半日则气衰，一日则气少矣。"食物养生的滋养调理作用主要体现在以下三个方面：

1. 精气神与饮食滋养　构成和维系人体生命活动的基础为精、气、神，统称人体"三宝"。人体的精、气、神离不开食物的滋养。《寿亲养老新书·饮食调治》记载："主身者神，养气者精，益精者气，资气者食。食者生民之天，活人之本也。"

2. 五味入五脏的影响　中医学中的藏象理论强调五脏在人体生理和病理过程中的核心作用。五脏要正常发挥其生理功能，食物的滋养是必不可少的。《素问·至真要大论》指出："夫五味入胃，各归所喜，故酸先入肝，苦先入心，甘先入脾，辛先入肺，咸先入肾，久而增气，物化之常也。"由此可见，选择合理的食物可以为五脏提供必要的营养，从而维持身体健康和预防疾病发生。

3. 阴阳平衡与健康　中医学认为，人体的脏腑、气血等物质以其功能必须维持相对的稳定和协调，如此方能达到"阴平阳秘，精神乃治"的正常生理状态。不及或太过都会导致人体阴阳失衡，长期失衡则引发疾病。因此，维持阴阳平衡是延年益寿的关键。

（二）延衰益寿作用

《养老奉亲书·饮食调治》记载："高年之人真气耗竭，五脏衰弱，全仰饮食以资气血。"在人体的精微物质中，精在延年益寿中起着重要作用。《素问·金匮真言论》记载："夫精者，身之本也。"精是构成人体的最基本物质。精分为先天之精和后天之精，先天之精是生命产生的本源；后天之精能够濡养全身的脏腑组织和关窍，并有化气、化血、化神的功能。

（三）御邪防病作用

中医学认为邪气是引发疾病的关键因素，它可能来自体内或体外，侵犯人体造成生理功能紊乱和脏腑组织损伤，进而影响健康。许多食物具备抵御邪气的特性，在中医学的发病观念中，正气强弱决定了是否发病。因此，在预防疾病的过程中，食物调养在增强正气方面扮演着至关重要的角色。张仲景在《金匮要略》中广泛使用食物或药食同源的物质来配制方剂，其组方思路可归纳为四个要点，即食助药力以祛邪、食防药峻而护正、食配药势养胃气、食变药味调剂型。这些原则强调了食疗在维护健康和预防疾病中的重要性，体现了中医整体调理、标本兼治的思想。

第二节　食物养生源流

食物养生理论源远流长，博大精深，是中医理论体系的重要组成部分，也是中华文化的瑰宝。随着社会经济的发展、政治制度的变革、文化交流的扩大和科技的进步，食物养生理论不断丰富和完善。

一、先秦时期

春秋战国是我国食物养生理论的奠基时期，这一阶段不仅奠定了食物养生的基本思想，还通过多样的哲学流派丰富了其文化内涵。随着社会经济的发展和人们对健康认知的深入，食物养生逐渐从单纯的生存需求上升为一种系统化的理论，影响深远。

（一）食物养生的起源

食物养生的起源可以追溯到上古时期。在原始社会，人类逐渐掌握了火的使用，并将其用于烹饪食物。这项技术的进步不仅提高了人类对食物中营养成分的吸收率，拓宽了营养来源，也极大地提升了社会平均营养水平，为食物养生理论的萌芽提供了物质基础。

（二）先秦时期的思想雏形

先秦时期，中国食物养生思想初现雏形。随着铁犁牛耕等农业技术的发展，社会生产力得到了显著提升，食物供应更加充足。在此基础上，人们对食物的认知从单纯的生存需求逐渐上升至针对食物摄入与身体健康之关系的深入思考，早期的食物养生理念逐步形成。许多典籍如《山海经》中描述了许多具有食疗作用的食物和药物。除此之外，据《礼记》记载，周代宫廷中有专门的食医负责皇室的营养健康指导，这反映了上层社会对食物养生的重视。

（三）百家争鸣的理论发展

春秋战国时期，社会急剧变化，各种思想流派纷纷崛起，形成了"百家争鸣"的学术繁荣局面。诸子百家不仅在政治、经济领域展开激烈辩论，还将长期积累的食物养生经验上升为理论，提出了许多关于食物养生保健的精辟见解。

1. 儒家 儒家十分注重食物的新鲜和卫生，倡导节制饮食。《论语·乡党》记载："食不厌精，脍不厌细。食饐而餲，鱼馁而肉败，不食；色恶，不食；臭恶，不食；失饪，不食；不时，不食。"儒家提倡饮食节制与节俭，讲究饮食卫生与食品安全，重视食物搭配。

2. 道家 道家强调"顺应自然"与"清静无为"，认为人应与自然和谐共生，注重饮食的自然性与简朴性，提倡"少食多养"。庄子《逍遥游》中的"不以物累形"主张人们通过简化饮食，减轻身体负担，以保持身心健康。

3. 墨家 墨家倡导节约粮食，反对奢侈浪费，推崇朴素的饮食习惯。他们认为，过度饮食及奢靡的生活作风不利于个人的身体健康和社会发展。

不同学派从各自的哲学视角对食物养生提出了不同的见解和实践方法，深刻影响了后世中国饮食文化的发展，丰富了中国食物养生的理论体系，使其更加贴近生活，更好地服务于大众健康。

二、秦汉两晋时期

秦汉和两晋时期是中国饮食养生思想逐步系统化和深化发展的关键阶段。这一时期，统一的多民族国家形成并得到了初步发展，促进了社会的稳定和经济的繁荣，食物养生理论也随之进一步发展。食物养生逐渐成为官方和民间的重要关注点，许多经典医学著作出世，如《黄帝内经》和《神农本草经》，对食物养生进行了深入探讨，奠定了中医食疗理论的基础。

（一）食物养生理论奠基之作——《黄帝内经》

《黄帝内经》是中国现存最早、影响最大的一部医书，被后世视为中医的奠基之作。它不仅为中医药理论的形成提供了框架，还对饮食养生的理论发展起到了重要推动作用。书中许多篇章详细论述了食物与健康的关系，记载了诸多中医食物养生方，是中医饮食疗法的理论基础。

1. 饮食节制与平衡　《黄帝内经》强调饮食应适量适度，过饱或过饥都会对身体造成损害。《素问·生气通天论》指出："饮食自倍，肠胃乃伤。"这说明过度饮食会损伤脾胃功能，影响健康。同时，过度节食也会导致气血不足，影响人体正常的生理活动。

2. 五味调和　《黄帝内经》首次提出了"五味调和"的概念，强调五味（酸、苦、甘、辛、咸）应均衡摄入，以维持身体的健康状态。《素问·脏气法时论》提道："五谷为养，五果为助，五畜为益，五菜为充，气味合而服之，以补精益气。"这表明食物的多样性和搭配的重要性，有助于补充人体所需的精气。

3. 因时、因地、因人制宜　《黄帝内经》提出了"因时制宜""因地制宜""因人制宜"的饮食养生原则，强调饮食应根据季节、地域和个人体质的不同进行调整。例如，春季宜食辛温之品，助阳气生发；夏季宜食苦寒之品，清热解暑；秋季宜食酸润之品，滋阴润燥；冬季宜食咸温之品，温补肾阳。

《黄帝内经》是中国食物养生理论体系的开山之作，它不仅对先秦时期诸子的食疗理论进行了总结与升华，而且对后世医家食物养生理论的构建产生了深远影响。《黄帝内经》中的食物养生主张潜移默化地影响了平民百姓的饮食结构和习惯，至今仍对当下社会的食物养生实践有着重要的指导意义。

（二）《神农本草经》的食疗思想

东汉时期的《神农本草经》是我国现存最早的药学专著，被誉为"本草之祖"。该书系统总结了上古时期的药物知识，收录了365种药物，包括植物、动物和矿物三大类，按照功效分为上、中、下三品。其中，上品多为食物，具有滋补强壮、延年益寿的作用，体现了"药食同源"的思想。

1. 食物的药用价值　《神农本草经》详细记载了许多常见食物的药用价值，如人参、大枣、蜂蜜等，指出它们具有补益气血、调理脏腑的功效。这些记载为人们认识食物的药用价值提供了科学依据，促进了食疗思想的发展。

2. 食物的防病治病作用　《神农本草经》强调了食物在预防和治疗疾病中的重要作用，认为通过合理搭配和应用食物，可以达到防病治病的目的。书中提出：

（1）上品：主养命，以应天，具有滋补强壮、延年益寿的作用，多为无毒的食物，可长期服用。

（2）中品：主养性，以应人，具有调理身体、预防疾病的作用。

（3）下品：主治病，以应地，多为有毒之品，须谨慎使用。

（三）魏晋南北朝的食养探索

在魏晋南北朝时期，社会动荡和战乱频繁，人们的寿命普遍较短。为了延年益寿，士大夫阶层对养生产生了极大的兴趣，这推动了食物养生的进一步发展。当时，人们对食物的药用价值和食疗功能进行了更为系统的研究。

1. 葛洪的养生理论　著名道士葛洪在《抱朴子》中提出了"服食养生"的理念，强调通过食用特定的药物和食物，可以达到祛病延年的目的。他主张以天然的食物和药物来调理身体，保持健康，并收集了大量的食疗方剂。

2. 陶弘景的《本草经集注》　南朝著名医药学家陶弘景在《神农本草经》的基础上，编撰了

《本草经集注》。他在此书中对原有药物进行了增补和注释，收录了大量具有药用价值的食物药物，极大地丰富了食疗的内容。书中着重强调了食物所具有的"四气五味"特性和归经作用，为食物养生理论体系的进一步发展提供了重要参考。

三、唐宋时期

唐宋时期是中国食物养生理论发展的重要阶段，社会相对稳定，经济繁荣，为养生理念的传播与深化提供了有利条件。随着印刷术的普及，知识传播变得更加便捷广泛，食物养生理论逐渐深入人心，成为人们日常生活中不可或缺的一部分。

（一）隋唐五代食物养生的发展

隋唐五代时期，人们的生活水平相于比魏晋南北朝时期有了显著提高。在这一时期，人们对于食物的需求不再仅局限于单纯地满足温饱，而是逐步得以提升，更多地关注食物所具备的健康价值与养生功效。在朝廷推动的同时，民间也开始逐步关注饮食养生，越来越多的普通百姓认识到合理饮食对健康的益处，食物养生的理念逐渐普及，这一现象标志着食物养生理论朝着系统化与实用化的方向迈出了重要一步。

1. 政府对食物养生的重视　唐代皇室高度重视食物养生，宫廷中专门设立了"太医署"，负责处理饮食与医疗相结合的事务。太医署下设"食医"一职，专门负责皇室成员的饮食调理，确保通过合理的饮食达到养生、防病的目的。

2. 孙思邈的贡献　唐代著名的医药学家孙思邈，被后人尊称为"药王"，他编撰了《备急千金要方》和《千金翼方》两部重要医学著作。其中，《备急千金要方》特别设立了"食治"篇，专门讲述了如何通过饮食调养身体，强调了食物在预防和治疗疾病中的重要作用。这两部著作不仅系统地介绍了各种食物的药用功效及其养生功能，还标志着食物养生理论的系统化与实用化，为后世食疗理论的发展奠定了坚实的基础。

（1）强调食疗的重要性：孙思邈在书中强调："安身之本，必资于食"，提出"药食同源"的理念，认为食物调理是防病治病的基础。他主张"凡欲治疗，先以食疗，既食疗不愈，后乃用药尔"，强调了食疗在医疗中的重要地位。

（2）丰富食疗方剂：《备急千金要方》和《千金翼方》中收录了大量的食疗方剂，涵盖内、外、妇、儿等各科疾病，详细介绍了各种食物的药用功效及其养生功能，为后世食疗实践提供了宝贵的资料。

3. 孟诜的《食疗本草》　孙思邈的弟子孟诜所著的《食疗本草》，详细记录了多种食物的药用价值及其在食疗中的具体应用，展现了唐代食物与药物结合的理念，并进一步促进了唐代食物养生理论的发展。经典著作的传播使得唐代的食物养生思想得到深入发展，并为后世提供了宝贵的参考。

（二）宋代食物养生的普及

宋代经济文化的繁荣推动了食物养生观念的普及，大量饮食养生著作得益于两宋时期活字印刷术的发明而得以问世与保存。食物养生理论对当时的普罗大众乃至后世都有了更深刻的影响。

1. 印刷术的普及　宋代活字印刷术的发明，大大促进了书籍的出版和传播，使得关于食物养生的知识能够通过书籍迅速传播开来，进而促进了食物养生理念在社会各阶层的广泛接受和实践。

2. 陈直的《养老奉亲书》　两宋时期，陈直是宋代对食养食治贡献最大的学者之一，他在《养老奉亲书》中介绍了大量的食养食疗方法，并系统阐述了食养的根本机制，这些成果推动了宋代食物养生理论的成熟与发展。他强调通过合理的饮食调节，达到健康长寿的目的。该书深入探讨了不同食物的药用价值，主张通过食疗预防疾病、调节身体。这些理论和实践成果不仅为个人健康提供了切实可行的建议，还对后世的食物养生理论与饮食文化产生了深远的影响。

唐宋时期的食物养生理论在前代的基础上取得了巨大发展。无论是理论的成熟度、文献的丰富性，还是食物养生理念的普及范围，唐宋时期的食物养生理论发展都达到了中国古代一个历史性的高峰。

四、金元明清时期

金元明清时期是中国历史上从分裂走向统一、由盛至衰的一个重要过渡时期。这一时期，北方少数民族政权的强势崛起与统治，以及汉族中央集权制度的复兴，使得社会结构和文化形态发生了深刻的变化，食物养生理论在这一背景下得到了新的发展与创新。

（一）金元时期的食物养生

金元时期，北方少数民族政权的崛起，尤其是元朝实现对中国全境的统一，带来了草原文化与中原文化的碰撞与交融，为食物养生理论的发展提供了丰富的土壤。

1. 忽思慧的《饮膳正要》　元代饮膳太医忽思慧编撰的《饮膳正要》成为这一时期食物养生理论的重要代表作，该书详细阐述了饮食制作方法、食物宜忌，特别注重饮食卫生，提出了食后漱口、睡前刷牙等保健习惯，强调了饮食与养生的紧密联系，这些措施至今仍是保持健康的重要手段。

2. 朱丹溪的"阳常有余，阴常不足"理论　金元四大医学家之一的朱丹溪提出了"阳常有余，阴常不足"的学说，主张养阴降火，注重滋阴食物的摄入。他主张通过清淡饮食、多吃谷物和蔬菜来保持身体的阴精。他认为阴精地保持对健康至关重要，尤其对于老年人和体质虚弱者。朱丹溪的理论对养生保健产生了深远影响，成为后世食物养生的重要参考。

（二）明清时期的食物养生

明清时期，中央集权进一步强化，封建社会达到发展高峰，经济与文化迎来繁荣的同时，食物养生的理论与实践也更加成熟，形成了对中华传统食物养生理论的总结与创新。明清的养生文献特别注重探讨和总结针对特定疾病的食疗方法，系统整理了前代的食疗养生经验，并进一步推广了健康饮食与预防疾病的实践。这些文献往往结合中医理论，认为食物的性味、归经等特性可以直接影响身体的健康状态，进而通过合理的食物调养来治疗或缓解疾病。

1. 李时珍的《本草纲目》　明代李时珍的《本草纲目》全面总结了前人关于食物与药物的研究，系统论述了它们的药用和养生功能。该书不仅是中国药学的集大成者，也是食物养生领域的重要参考。

2. 王士雄的《随息居饮食谱》　清代王士雄的《随息居饮食谱》进一步系统化了明代以来的食疗经验。

（1）强调饮食预防和治疗疾病：王士雄主张通过合理的饮食搭配和选择，来预防和辅助治疗各类慢性病，如高血压、糖尿病等。他认为，合理的饮食调养可以有效防治疾病，延年益寿。

（2）详细论述食物性味：该书详细介绍了700多种食物的性味、归经、功效、主治和宜忌，提供了丰富的饮食养生知识。

（3）实践指导：《随息居饮食谱》为当时的人们提供了具体的饮食指导，强调根据个人体质、季节和病情选择适当的食物，具有很强的实用性。

金元明清时期的食物养生理论在经历了民族文化的碰撞和中央集权制度的复兴后，逐渐形成了一套完整的理论体系，并在文献著作中得到了总结与传播。这一时期的食疗理论不仅强调饮食对日常保健的重要性，也为特定疾病的治疗和预防提供了有力的指导。这些思想至今仍在中医食疗文化中具有重要的影响力。

五、近现代

近现代是中国由传统农耕社会向工业文明转型的重要时期，社会结构和文化观念发生了深刻的变化。伴随着科学技术的迅速发展和全球文化的交流，传统的食物养生理论得到了继承与创新，逐步与现代营养学相结合，形成了更加科学、系统的饮食养生体系。

（一）传统养生理论与现代营养学的结合

现代营养学的兴起，为传统食物养生理论提供了更加坚实的科学依据与方法论。传统的中医食疗方法逐步与现代医学结合，不仅进一步验证了食物的养生保健功效，也促进了传统食物养生理论体系化、科学化的发展。维生素、矿物质等营养元素的发现，为传统养生理论中的"阴阳平衡""五味调和"等理念提供了新的解读方式。同时，营养学中对能量摄入、饮食结构、宏观与微观营养素的科学研究，促使人们重新审视传统饮食养生的合理性，并根据现代人的生活方式和需求进行调整与优化。

（二）食物养生观念的普及与深化

随着社会经济水平的提高和人们健康意识的增强，饮食与健康之间的联系越发受到重视。人们更加注重饮食的营养均衡、合理搭配，食物养生成为保持健康的重要手段。各种与饮食养生相关的知识通过书籍、媒体和网络传播，使得更多人能够学习和实践这一传统智慧。

（三）中医食物养生的复兴

伴随着中国文化自信的增强及国家对传统中医文化的重视与宣传，中医食物养生理论也迎来了伟大复兴。在国家政策的支持下，传统的中医理论在现代社会得到了广泛推广，现代人对中医饮食养生的认识逐渐深化。许多传统食疗方法，如五谷杂粮、清淡饮食、适时进食等理念，已经深深融入了现代人的生活中，并与现代营养学理论相结合，形成了新的饮食养生体系。

总体而言，近现代是中国食物养生理论继承、创新和全球化融合的重要阶段。在这一时期，传统的饮食养生观念得到了现代科学的验证与补充，成为现代人日常生活中不可或缺的一部分。

第三节　食物养生文化概述

食物不仅是生存的基础，更是健康与长寿的关键。世界各地的人们在适应自然环境的过程中，逐渐形成了各具特色的食物养生文化，反映了不同民族的生活智慧和健康追求。中国56个民族也各自发展出了独特的饮食养生传统，这些宝贵遗产丰富了全球的食物养生文化。随着全球化进程和现代科学技术的发展，传统养生文化正被注入新的活力，作为连接传统与现代的重要纽带，正在被越来越多的人所认识和接受，帮助人们在日常生活中践行科学合理的养生之道。

一、世界食养文化

（一）日本

日本传统食养文化是一种注重饮食与健康的文化观念，强调食物种类和饮食方式的选择，融合了日本传统医学、佛教素食观念及汉方医学理论，既关注饮食的营养价值，又重视饮食与自然、季节、身体内在平衡的关系。

1. 四季饮食 日本传统食养文化非常注重随季节变化调整饮食：春季食用清淡、解毒的食物，夏季注重补水、消暑，秋季偏向滋养，冬季则以温补为主，这些饮食方式有助于人体顺应自然节律，维持健康。

2. 五味调和 五味（酸、苦、甘、辛、咸）在日本食养文化中具有重要意义，五味平衡被认为对调节身体功能至关重要。每种味道均对应不同器官，适量摄取有助于身体的全面调养。

3. 适量饮食 日本食养文化提倡"腹八分目"，即进食时不吃过饱，保持胃部的轻松和舒适。这种理念有助于预防肥胖和其他与过度饮食相关的健康问题。

4. 食材选择 传统上，日本食养文化强调使用当地、应季的食材，保证原材料的新鲜度和营养价值，减少加工和添加剂的使用，保留食物的自然营养。

5. 发酵食品 日本传统饮食中常见的发酵食品，如味噌、酱油、纳豆等，富含益生菌，有助于维持肠道健康。

6. 禅与饮食 禅宗对日本食养文化有着重要影响，尤其是在饮食的简朴与素食观念上。禅僧的饮食（如"精进料理"）强调清淡、自然，将饮食视为修行的一部分，追求心与身体的和谐。

（二）俄罗斯

俄罗斯地域辽阔，地广人稀，横跨欧亚大陆，受到地理位置、经济发展、气候环境、宗教信仰及欧洲文化的影响，形成了具有本民族特色的饮食文化。

1. 主食 俄罗斯饮食结构相对简单，以面包为主食，特别是由黑麦粉制作而成的黑面包（大列巴），深受俄罗斯人喜爱。它含有丰富的维生素和膳食纤维，口味偏酸，表皮坚硬，保质期较长。此外，土豆也是俄罗斯的主食之一，受寒冷气候及轻工业不发达的影响，俄罗斯很多蔬菜和水果都需要进口，而土豆种植受环境影响较小，含有丰富的膳食纤维，营养成分全面，能供给人体大量的热能，味美价廉。

2. 酒与茶 在俄罗斯，酒与茶也是生活的必备品。伏特加口感清冽，回味悠长，世界闻名；加糖和牛奶的甜茶是俄罗斯人餐桌上常见的饮品；传统的饮料格瓦斯由谷物发酵后酿制，类似于不含酒精的啤酒，酸甜适度，醇香浓郁，是俄罗斯的标志性饮品，含有丰富的蛋白质、氨基酸、维生素及乳酸等营养成分。

3. 肉和糖 俄罗斯纬度较高，地处寒带，冬天寒冷而漫长，为满足人体对热量的需求，肉和糖是生活的必需品，俄罗斯人在饮食上追求"重口味"，配以较浓重的佐料，同时需要摄入足够的卡路里、优质的蛋白质和丰富的维生素。

（三）英国

英国特色饮食文化以其丰富多样的美食、传统的习俗和独特的口味闻名于世。无论是丰盛的英式早餐、优雅的下午茶还是传统的菜肴和精酿啤酒，都展示出英国人对食物的热爱和对美食文化的传承。

1. 英式早餐 英国早餐以丰盛著称，通常包括煎培根、煎香肠、煎蛋、炸蘑菇、炸番茄、煎肉肠、烤黑布丁、烤面包和烤土豆饼等，有时还会搭配咖啡或茶。这种早餐体现了英国人对早餐的重视和享受。

2. 下午茶 下午茶是英国独特的传统习俗，通常在下午四点左右进行。下午茶不仅包括优质的红茶，还搭配各种甜点、三明治和饼干等。这种习俗起源于19世纪的维多利亚时代，现已成为英国文化的重要组成部分。

3. 传统菜肴 英国有许多传统的菜肴，如炸鱼薯条、烤牛肉、烤肉派（牧羊人派）、烤布丁等。这些菜肴均展示出英国人的烹饪技艺和对传统食物的热爱。炸鱼薯条更是被誉为英国的"国吃"，是英国街头巷尾常见的美食。

4. 精酿啤酒 英国以其精酿啤酒而闻名，包括苦味啤酒、淡色啤酒和黑啤酒等。品尝正宗的英国啤酒是了解英国饮食文化的重要一环。

5. 地方特色与区域美食 英国各地区都有其独特的地方特色美食。如苏格兰的哈格斯、爱尔兰的爱尔兰咖啡、威尔士的羊肉烤肉卷等。这些美食均反映出英国不同地区的饮食文化和风味特色。

（四）西班牙

西班牙地处欧洲西南端的伊比利亚半岛，地中海的东部，北临大西洋，东北部因比利牛斯山与欧洲大陆隔开，三面环海，自然条件得天独厚，形成了该地区独有的饮食文化——地中海饮食文化，这也被称为"全世界最健康的"饮食文化。

1. Tapas 文化 西班牙饮食文化的核心是"Tapas"，这是一种小吃，通常用来搭配饮品。在西班牙，人们喜欢在酒吧或餐厅里点一些不同种类的 Tapas，与朋友一起分享，这种社交方式使得西班牙饮食文化更加热闹和有趣。

2. 新鲜食材 西班牙日常饮食主要以新鲜的海鲜、优质的橄榄油、丰富的蔬菜和传统的奶酪为特色。人们非常注重食材的质量和新鲜度，喜欢去当地市场购买食材，以确保食物的口感和营养价值。

3. 经典菜肴 西班牙有许多著名的经典菜肴，如海鲜饭、土豆饼、西班牙冷汤、墨汁鱿鱼等。这些菜肴不仅美味可口，而且体现了西班牙独特的烹饪技巧和风味。

4. 丰富的甜点 西班牙人也非常热衷于甜食和糕点，如塔尔托、夏洛特等。这些甜点通常以新鲜水果、奶油和巧克力制成，口感丰富而美味。

5. 饮食节庆 西班牙的饮食文化还与节庆活动密不可分。例如，在圣诞节期间会烹饪圣诞饼干，而在复活节期间会制作复活节面包等。

6. 用餐习惯 西班牙的用餐习惯也很特别，他们喜欢在露天环境下用餐，餐厅、酒吧等都设有露天餐台。此外，西班牙人的午饭和晚饭时间通常较晚，且用餐时间较长，这反映了他们悠闲缓慢的生活节奏。

（五）法国

法餐作为世界最著名的菜系之一，在欧洲有重要地位，法国料理以精致细腻、营养搭配合理和艺术性风靡全球，是法国文化的象征。

1. 高品质食材　法国物产丰富，自然条件优越，农牧业、渔业发达，粮食、水果和肉类均可自给自足。法国以其高品质的食材而闻名，如新鲜的水果、蔬菜、奶制品、鱼类和肉类。农产品的产地和质量受到严格监管，确保了食材的新鲜和可追溯性。

2. 烹饪艺术　法餐追求味美和营养丰富，不同地区食材不同，烹饪方法和习惯也有较大差异。法国人对烹饪的热爱可追溯到几个世纪前。如博根尼煮法、炖菜、烤面包和各种奶酪的制作都体现了法国烹饪的艺术性。

3. 地区特色　法国各个地区都有自己独特的食物和烹饪传统。例如，布列塔尼地区以其海鲜和苹果酒而著名，而普罗旺斯地区则以橄榄油、草药和蔬菜为主要食材。

4. 餐饮文化　法国人非常重视用餐体验，餐桌礼仪和餐饮习惯在他们的日常生活中占有重要地位。法国人用餐时讲究礼仪，如餐具的使用顺序、餐巾的摆放、坐姿等。他们注重细节，认为用餐不仅是为了满足饥饿，更是一种享受和社交活动，他们通常享受长时间的餐桌聚餐，包括多道菜的主餐和美酒。

5. 葡萄酒文化　法国被认为是世界上最著名的葡萄酒生产国之一。法国的葡萄酒种类多样，如香槟、波尔多、勃艮第等。法国人非常自豪地将葡萄酒与美食相结合，以增强食物的口感。

6. 甜品与烘焙　法国以其精致的烘焙和甜点而著名，如法棍面包、马卡龙、拿破仑蛋糕等。这些美味的甜点常常成为午后茶点或餐后甜点的选择。

二、中国少数民族食养文化

我国有 56 个民族，其中 55 个少数民族在几千年防病治病、保健养生经验的积累中形成了各具特色的饮食、保健养生知识，成为中华养生文化的重要组成部分。以下列举具有代表性的几个民族及其食养文化。

（一）蒙古族食养

蒙古族作为传统的游牧民族，在长期的游牧生活中积累了丰富的食养经验，这些经验不仅是游牧文化的重要组成部分，而且至今仍对现代生活有着重要的指导意义。

根据蒙古族古籍记载，羊肉因其性味甘温和易于消化的特点而被视为重要的食材。它不仅能增强体力，还被认为可以调节"三根"（"赫依""希拉""巴达干"）中的"巴达干"和"赫依"。在蒙古族的食养理论中，合理的饮食是调节"三根"平衡的关键。日常饮食应适量，过量进食可能导致通拉嘎（身体内部的一种能量或状态）减少，进而引发赫依增盛性疾病；反之，合理搭配食物有助于维持三根的平衡。例如，油腻的食物与凉性食品搭配食用，可以使"巴达干"蓄积，避免寒、湿、腻的问题；而性热且涩的食物则可以帮助平息过度活跃的"巴达干"。

这种食养观念紧密围绕着蒙古族传统的三根理论展开，其中"赫依"属气，"希拉"属火，而"巴达干"则属土、水，分别象征不同的生理功能和病理变化。通过适当的饮食选择，人们可以促进体内"三根"的和谐，从而维护健康。

（二）藏族食养

藏族食养在长达 3800 多年的历史进程中，深受青藏高原独特自然环境和深厚文化传统的影响，吸收了中医学、古印度医学及古阿拉伯（波斯）医学的精髓，构建了独具特色、系统完整且科学严谨的理论体系。藏族认为"隆""赤巴""培根"三大元素是构成人体的物质基础，也是生命活动不可缺少的能量和基础，处于动态平衡，维持着人的生命活动，藏族人民认为疾病与这三者的变化有关。

藏族的食养理念非常重视根据不同的年龄段进行个性化的饮食调养。对于婴儿时期，传统习俗中可能会采用一些特殊的方法来增强婴儿的抵抗力。例如，有一种传统做法是将少量藏红花置于婴儿舌苔上让其吸入气味，然后再喂乳，据说这种方法可以增强婴儿的免疫力。不过需要注意的是，这种做法在现代医学实践中并不常见，且使用麝香等物质可能存在安全风险，在实际操作时应遵循现代医疗指导。进入青年时期后，藏族人强调养成良好的饮食习惯，避免暴饮暴食和不规律的作息，因为这些不良习惯可能对身体健康造成长期的负面影响。藏族认为，合理的饮食能够确保人体摄取足够的营养，从而增强机体的抵抗能力，并预防多种疾病的发生。

（三）苗族食养

苗族食养理论是苗族人民三千年的智慧结晶，是中华传统文化不可或缺的部分。苗族人民在认识、理解自然环境的基础上，结合其独特的自然观、万物有灵论和特色苗药，创造出了诸多独特风格的养生方法。

一方面，苗族人民将饮食养生视为所有养生方法中的关键。"民以食为天"，他们认为受水土滋养的饮食是养生的基础，并根据不同季节选择不同的食物或饮品以达到保健的目的。另一方面，苗岭野生药材种类繁多，苗族人民积累了大量药物使用经验，并用于养生治疗，尤善遵循节气用药。如在端午佳节时，通过熏蒸艾叶消毒以祛毒邪，同时煎煮艾草汁进行沐浴，以祛风杀虫疗癣。此外，苗族还善于将野生药材用于酿酒，如制作天麻酒、钩藤酒等，这些药酒被认为具有平抑肝阳、息风止眩的功效。

（四）畲族食养

畲族人民多居住在山区，气候多变且环境相对闭塞，在长期与自然和谐共生的过程中，他们对自然环境有着深刻的理解，并结合本民族特有的文化传统和医药知识，创造出多种多样的养生实践，逐渐形成了独具特色的食养理念和方法。畲族将疾病分为寒症、风症、气症、血症和杂症五大类，每一大类又细分为 72 种具体病症。畲族还认为，"六神"（心、肝、肺、脾、肾、胆）是维持生命活动的关键要素，强调通过调养这些器官来保持健康。

畲族人民秉持"药食同源"的理念，认为食物不仅是维持生命的基础，也是养生保健的重要手段。畲族的食养文化中强调食材的新鲜度，通常会选择当季新鲜的植物食材，即采即用，以确保其最佳营养价值。畲族饮食特别重视食物的补益作用，遵循"以脏补脏"的原则，即食用禽畜特定内脏或肌肉来补充或增强人体相应器官的功能。这一原则反映了他们对人体与自然之间关系的独特理解。同时，畲族人也十分关注食物的凉热属性，提倡根据个人的体质（寒性或热性体质）来选择合适的食物，从而达到调理身体的目的。

在四季变化和地域特点的基础上，畲族人灵活调整食材的选择。例如，在春季，他们会多食用新鲜野菜，像蒲公英和荠菜等，这些食材有助于清肝明目；夏季偏好清凉解暑的食物，如绿豆汤和西瓜，帮助降温消暑；秋季倾向于温润的食材，如山药和百合，滋阴润燥；冬季则更注重进补，常食用羊肉、枸杞子等具有温补功效的食物。

此外，畲族人还喜欢用金银花、菊花等具有清热解毒特性的草本植物泡茶饮用，通过日常饮用达到保健的效果。

（五）壮族食养

壮族食养以阴阳平衡为本，强调"三气同步"（天地人三气的协调）、脏腑气血调和、"三道两路"理论、毒虚致病学说及调气解毒补虚的治疗原则等核心理念。基于这些理论，形成了独具壮族特色的食养方法。

受地域物产的影响，壮族人民的饮食素淡，主要以稻米和玉米为主食，并辅以丰富的果蔬，这种饮食结构有助于维持健康。除日常饮食习惯外，壮族人民还根据时节变化进行养生实践。例如，在每年三月，他们会用香枫叶、黄姜等材料制作五色糯米饭。这不仅色彩艳丽，而且食用后能坚筋骨、益肠胃、强体魄、补髓。每至端午节，壮族人民还会将新鲜的菖蒲、佩兰、青蒿、艾叶等扎成药把，挂在门旁或屋内，并饮用雄黄酒或菖蒲酒，以此祛邪避瘴、祛湿排毒，保佑平安健康。

（六）维吾尔族食养

维吾尔族主要聚居在中国新疆维吾尔自治区，尤其是在塔里木盆地周边的绿洲地区。该民族拥有独特的文化传统和风俗习惯，其中也包括了其特有的食养观念。

维吾尔族人对茶情有独钟，有"宁可一日无食，不可一日无茶"的说法，这反映了茶在他们日常生活中的重要地位。茶叶中含有的维生素和茶多酚等成分，对于健康有着诸多益处，比如助消化、排毒、缓解疲劳及抗衰老作用。维吾尔族人喜欢在茶中加入特色香料，制成具有地方特色的饮品，用以消除油腻感和减轻疲劳。特别是在寒冷的气候条件下，奶茶成为一种快速提供热量和温暖的选择。新疆由于其特殊的地理环境和气候条件，被誉为"瓜果之乡"。这里四季分明，适合多种果蔬的生长。这里出产的水果，如无花果、葡萄、核桃和哈密瓜等，不仅口感极佳，而且富含各种对人体有益的营养成分，具有一定的保健和滋补作用。馕作为维吾尔族的传统面食，是当地饮食文化的重要组成部分。馕的制作不仅反映了维吾尔族人民对面食的独特理解，还体现了他们将食养理念融入日常生活的智慧。

第二章
养生食物简介

扫一扫，查阅
本章PPT等
数字资源

学习目标

通过本章的学习，学生能够了解养生食物的来源及发展历程，在中医药理论指导下，掌握常见不同种类养生食物的来源、性能、功效与应用，为制订和实施食物养生方案筑牢基础。具体包括：掌握常见不同种类养生食物在来源、性能、功效与应用方面的知识；熟悉与养生食物相关的饮食文化及法律法规，从中医和营养学双专业视角认识常用食物；了解养生食物的来源及其与日常生活的紧密联系。

第一节　食物品种来源

食物，作为人类生存与健康的根本，其来源贯穿古今。从《黄帝内经》等典籍记载，到各民族日常特色饮食，再到现代法规对食药物质的规范，都与食物养生紧密相连。

一、历代典籍记载

我国现存最早的中医学著作《黄帝内经》详细记载了当时人们的日常食物及饮食结构。《素问·脏气法时论》指出："五谷为养，五果为助，五畜为益，五菜为充，气味合而服之，以补精益气。"这是最早提出的以五谷杂粮为基础，佐以水果、肉类和蔬菜的合理膳食结构，与现代营养学的认识不谋而合，肯定了食物与健康养生之间的紧密联系。

我国现存最早的药物学专著《神农本草经》记载了 365 个品种，其中有食物属性的大约 50 种，涵盖粮谷、蛋奶、畜肉、水产等。对照国家卫生健康委员会颁布的《按照传统既是食品又是中药材的物质目录》发现，其中有 25 种重叠。这表明古人很早就认识到部分食物不仅能提供营养，还具有治疗疾病、保健身体的药用价值。

唐代医药学家孙思邈提出了"安身之本，必资于食"的食疗理念，并在其著作《备急千金要方》中专设"食治篇"，总结归纳了唐代以前食疗品种的性能和功效。例如，书中记载"葱实……其茎白，平，滑，可做汤，主伤寒寒热，骨肉碎痛，能出汗"等内容。其弟子孟诜所著《食疗本草》是我国现存的第一部食疗专著，详细记录了 260 种食物的食疗价值及相应药膳配方，其中菠薐、胡荽、莙荙、鳜鱼等属首次记载。

元代忽思慧所著《饮膳正要》是关于食疗的重要著作之一，其中记载了如马思答吉汤、鹿头汤、颇儿必汤、沙乞某儿汤等具有蒙古族地域特色的食疗配方，这也为后世研究少数民族饮食养生思想提供了宝贵的参考。

明代李时珍所著《本草纲目》是我国古代一部具有重要影响力的药物学著作，该书分列谷部、果部、菜部、禽部、兽部、鳞部等，记载了 400 余种食物品种，其中菜部的丝瓜、南瓜、甘薯，谷部的籼米、菰、玉蜀黍等属首次记载。书中详细论述了食物的性味、功效及食疗方法，并总结了明代以前的食疗经验，成为中医食疗研究的重要历史文献。

清代王孟英所著《随息居饮食谱》载有 331 种食物品种，分为水饮、谷食、调和、蔬食、果食、毛羽、鳞介七大类。他在继承前人理论的基础上，提出了自己的食疗观点。例如，对于产后补养用的羊肉汤，他认为"新产后，仅宜饮汁"，而不要食肉，多食则会"动气生热"。此外，他还明确提出了"以形补形"的食疗理念，如以羊脊骨熬汤治疗肾虚腰痛等。

二、日常生活

我国幅员辽阔，受地域、气候、民族等因素的影响，形成了各具特色的饮食养生文化。例如，生活在福建及浙江的畲族人民常食用具有祛风除湿、健脾开胃功效的小香勾以避免风湿疾病的发生。每年三月初三，畲族人民用乌饭树叶蒸制乌饭，乌饭清香糯软，同时还具有健脾胃、补肝肾的功效。

生活在云南地区的拉祜族人民常以杜鹃花、山茶花、姜花、密蒙花等具有一定食养价值的花卉烹煮食物，形成了其特有的烹饪方式。同样生活在云南地区的怒族人民，选择将漆树籽压榨成漆油作为日常烹饪用油，漆油具有催乳、补血、止血、止痛、平喘、消炎、补气、舒筋活血等功效。

生活在海南地区的黎族人民则将米饭与生鱼混合发酵，制作出特色食物"鲊茶"。"鲊茶"具有开胃消食、化积除滞、养肝、安神及强筋壮骨的功效。

生活在湖南湘西的土家族有"三月三，地地菜煮鸡蛋"的风俗，这种吃法具有清热解毒的功效。

生活在我国北部的蒙古族人民将马奶发酵制成酸马奶。酸马奶具有强身、滋补，以及治疗高血压、冠心病、慢性胃炎等疾病的作用，由此形成了蒙古族特有的"酸马奶疗法"。

生活在两广岭南地区的人民常选用壮瑶族特色品种，如五指毛桃、牛大力、土茯苓等制作药膳靓汤、龟苓膏、凉茶等，用于日常食养。

三、法律法规

在日常生活中，被当成食物进行加工食用的中药材被称为"食药物质"。对于"食药物质"的界定，早在 2002 年，我国卫生部发布了《关于进一步规范保健食品原料管理的通知》，公布了首批《既是食品又是药品的物品名单》，共有 87 种食物位列其中。随后，在 2019 年、2023 年、2024 年，当归、山奈、西红花、草果、姜黄、荜茇、党参、肉苁蓉（荒漠型）、铁皮石斛、西洋参、黄芪、灵芝、山茱萸、天麻、杜仲叶、地黄、麦冬、天冬、化橘红等相继被纳入《按照传统既是食品又是中药材的物质目录》，目前该目录共有 106 种物质。

2021 年，国家卫生健康委员会印发了《按照传统既是食品又是中药材的物质目录管理规定》，明确"食药物质"是指传统作为食品且列入《中华人民共和国药典》的物质。根据《中华人民共和国食品安全法》的规定，"生产经营的食品中不得添加药品，但是可以添加食药物质"。这明确指出，在食品中随意添加非"食药物质"的中药材属于违法行为。这一规定不仅规范了食品生产厂家在食疗产品的宣传及制作过程，还保障了食品安全，而且从长远来看，有助于引导食物养生行业朝着更加科学、规范的方向发展。

第二节　食物养生种类

一、五谷类

粳米 (《名医别录》)

【基原】禾本科植物粳稻 *Oryza sativa* L. 的成熟去壳种仁。

【别名】大米、白米、稻米。

【性味归经】甘,平。归脾、胃、肺经。

【功效】补气健脾,除烦渴,止泻痢。

【应用】脾胃气虚,食少纳呆,倦怠乏力,心烦口渴,泻下痢疾等。

【用法】煎汤,煮饭,煮粥,锅巴。炒香增强补气健脾功效。

【食养方选】

1. 粳米 50g,黄芪 10g,人参 3g(或党参 10g),将黄芪、人参(或党参)同煎,去滓取汁,同粳米共煮为粥,可益气健脾补虚,用于气虚所致的疲乏、纳差或脾虚所致的泄泻等。(参照《圣济总录》补虚正气粥)

2. 粳米、鲜马齿苋各 60g,马齿苋洗净切段,与粳米共煮为粥,可清热解毒、凉血止痢,用于热毒所致的痢疾。(参照《食疗本草》马齿苋粥)

【使用注意】粳米营养丰富,其营养大多存在于谷皮中,故平时不宜多食细粮,以免由于谷皮的丢失而减少无机盐和维生素的摄入。

糯米 (《备急千金要方》)

【基原】禾本科植物稻(糯稻)*Oryza sativa* L. 的去壳种仁。

【别名】稻米、江米、元米。

【性味归经】甘,温。归脾、胃、肺经。

【功效】补中益气,健脾止泻,缩尿,敛汗,解毒。

【应用】脾胃虚寒泄泻,霍乱吐逆,消渴尿多,自汗,痘疮,痔疮等。

【用法】煎汤,入丸、散,煮粥。

【食养方选】

1. 糯谷、桑白皮各 30g,加水煮汤,不拘时饮用,可清热滋阴、补中益气,用于三消渴利。(参照《三因极一病证方论》梅花汤)

2. 糯米 30g,山药 15g,胡椒末、白糖适量,将糯米略炒与山药共煮为粥,加胡椒粉及白糖调味即可,可健脾暖胃、温中止泻,用于小儿脾胃虚寒泄泻。(参照《本草纲目》糯米固肠汤)

【使用注意】湿热痰火及脾滞者禁服。凡发热、咳嗽痰黄、黄疸、脾虚腹胀之人,均应忌食。

小麦 (《本草经集注》)

【基原】禾本科植物小麦 *Triticum aestivum* L. 的种子。

【别名】麸麦、浮小麦、淮小麦。

【性味归经】甘，凉。归心、脾、肾经。

【功效】养心，益肾，除热，止渴。

【应用】脏躁，烦热，消渴，泄利，痈肿，外伤出血，烫伤等。

【用法】煎汤，煮粥。小麦面炒黄温水调服。

【食养方选】

1. 小麦 30g，甘草 10g，大枣 10 枚，煮水，温服，可养心安神、和中缓急，用于妇人脏躁，症见喜悲伤欲哭、数欠伸等。(参照《金匮要略》甘麦大枣汤)

2. 小麦 150g，通草 60g，煮水，温服，可清热通淋，用于老人五淋久不止，伴有身体壮热、小便满闷等症。(参照《养老奉亲书》小麦汤)

【使用注意】小麦多食能壅气作渴，故气滞、口渴、病湿热者宜少食。

荞麦 (《备急千金要方》)

【基原】蓼科植物荞麦 *Fagopyrum esculentum* Moench. 的种子。

【别名】花麦、甜荞、荞子。

【性味归经】甘、微酸，寒。归脾、胃、大肠经。

【功效】健脾消积，下气宽肠，解毒敛疮。

【应用】肠胃积滞，泄泻，痢疾，绞肠痧，白浊，带下，自汗，盗汗。

【用法】煎汤，入丸、散，制面食服。

【食养方选】

1. 荞麦面 120g，胡芦巴 120g，炒小茴香 30g，上为末，酒糊为丸，可散寒止痛，用于小肠疝气等。(参照《卫生鸿宝》莳萝散)

2. 荞麦面 6g，用砂糖水调下，可解毒止痢，用于噤口痢。(参照《坦仙皆效方》治噤口痢疾方)

【使用注意】荞麦不宜久服。脾胃虚寒者及肿瘤病人不宜食用。不可与平胃散及矾同食。

粟米 (《名医别录》)

【基原】禾本科植物粱 *Setaria italica* (L.) Beauv. 或粟 *Setaria italica* (L.) Beauv. var. *germanica* (Mill.) Schred. 的种仁。

【别名】小米、硬粟、谷子。

【性味归经】甘、咸，凉。归肾、脾、胃经。

【功效】和中，益肾，除热，解毒。

【应用】脾胃虚热，反胃呕吐，消渴，泄泻等。

【用法】煎汤，煮粥。除烦、止痢、利小便宜用陈粟米。

【食养方选】

1. 粟米 30g，加水煎取 100mL，合生姜汁 10mL，温服，可健脾止呕，用于胃虚呕吐。(现代经验方)

2. 粟米 150g，羊肉 250g，粟米与羊肉加水同煮，欲熟时入盐、醋、椒、葱，更煮粥令熟，可和中、滋补气血，用于产后气血两虚、不能下食。(参照《太平圣惠方》粟米粥)

【使用注意】粟米与杏仁同食，会令人吐泻。

玉蜀黍 (《农政全书》)

【基原】禾本科植物玉蜀黍 *Zea mays* L. 的种子。

【别名】玉米、苞米、玉黍。

【性味归经】甘，平。归胃、大肠经。

【功效】调中开胃，利尿消肿。

【应用】食欲不振，小便不利，水肿，尿路结石。

【用法】煎汤，煮食或磨成细粉做饼。玉蜀黍须代茶饮，玉蜀黍油可烹菜。

【食养方选】

1. 玉蜀黍粉 90g，山药 60g，加水煮粥，可利水消肿，用于小便不利、水肿。（参照《食疗粥谱》）

2. 玉蜀黍 30g，玉蜀黍须 15g，加水适量，煎汤代茶饮服，可利水消肿，用于慢性肾炎水肿、小便不利。（现代经验方）

【使用注意】脾胃虚弱者，食后易腹泻。玉蜀黍不宜久食，久食则助湿损胃。

薏苡仁 （《神农本草经》）

【基原】禾本科植物薏苡 *Coix lacryma-jobi* L. var. *ma-yuen*（Roman.）Stapf. 的干燥成熟种仁。

【别名】薏米、米仁、草珠儿。

【性味归经】甘、淡，微寒。归脾、肺、胃、经。

【功效】健脾渗湿，除痹止泻，清热排脓。

【应用】水肿，脚气，小便不利，湿痹拘挛，脾虚泄泻，肺痈，肠痈，扁平疣等。

【用法】煎汤，入丸、散，浸酒，煮粥，做羹。健脾益胃，宜炒用；利水渗湿、清热排脓、舒筋除痹，均宜生用。

【食养方选】

1. 薏苡仁 90g，桔梗 30g，甘草 60g，将三味药材研碎后取 15g 水煎，以糯米为引，米软为度，食后服之，可祛痰止咳，用于痰湿咳嗽等。（参照《儒门事亲》薏苡仁汤）

2. 薏苡仁 30g，糯米 30g，上二物加水煮粥，可温中利尿、除痹消肿，用于痛风性关节炎。（参照《风湿性疾病偏验方》薏苡仁粥）

【使用注意】本品药力缓和，宜多服久服。脾虚无湿、大便燥结及孕妇慎服。

黑豆 （《本草图经》）

【基原】豆科植物大豆 *Glycine max*（L.）Merr. 的黑色种子。

【别名】乌豆、菽、冬豆子。

【性味归经】甘，平。归脾、肾经。

【功效】活血利水，祛风解毒，健脾益肾。

【应用】水肿胀满，风毒脚气，黄疸浮肿，肾虚腰痛，遗尿，风痹筋挛，产后风痉，口噤，痈肿疮毒，药物、食物中毒。

【用法用量】煎汤，制成豆浆、豆腐，制饼，炒，入丸、散。外用研末掺，煮汁涂。

【食养方选】

1. 猪肾 2 只，黑豆 100g，橘皮、小茴香各 5g，先将黑豆加水煲煮至酥烂后，再放入橘皮、小茴香（纱布袋装）、猪肾，调味后用文火炖煮 15 分钟，用于肾虚腰痛，症见劳累或久坐后腰感无力、疼痛难忍，以及血虚目暗、腹胀水肿。（参照《中国食疗本草新编》）

2. 黑豆 95g，大蒜 1 粒，二者同水煎，调入适量红糖，用于妊娠水肿。（参照《福建药物志》）

【使用注意】脾虚腹胀，肠滑泄泻者慎服。小儿不宜多食。

赤小豆 （《神农本草经》）

【基原】豆科植物赤豆 *Vigna angularis* （Willd.） Ohei et Ohashi ［*Dolichos angularis* Willd.；*Phascolus angularis* （Willd.） W. F. Wight］或赤小豆 *Vigna umbellate* （Thunb.） Ohwi et Ohashi ［*Dolichos umbellatus* Thunb.；*Phaseolus calcaratus* Roxb.］的种子。

【别名】赤豆、红豆、红小豆。

【性味归经】甘、酸，微寒。归心、小肠、脾经。

【功效】利水消肿退黄，清热解毒消痈。

【应用】水肿，脚气，黄疸，淋病，便血，肿毒疮疡，癣疹。

【用法用量】煎汤，糕饼，羹粥，入散剂。

【食养方选】

1. 赤小豆、带红皮花生仁各 150g，红枣 20 枚（去核），上述各物加水，小火炖至酥烂时，加入红糖继续炖煮，用于慢性肾炎。（参照《中国食疗本草新编》）

2. 赤小豆研末，用鸡蛋清或蜂蜜调涂敷患处，用于疮痈肿毒。（参照《中医食疗学》）

【使用注意】阴虚津伤者慎用。过剂渗利伤津。

绿豆 （《开宝本草》）

【基原】豆科植物绿豆 *Vigna radiata* （L.） R. Wilczak ［*Phaseolus radiatus* L.；*P. mungo* *auct. non* L.］的成熟种仁。

【别名】青小豆。

【性味归经】甘，寒。归心、肝、胃经。

【功效】清热，消暑，利水，解毒。

【应用】暑热烦渴，感冒发热，霍乱吐泻，痰热哮喘，头痛目赤，口舌生疮，水肿尿少，药物及食物中毒。

【用法用量】煎汤；糕饼，煮粥；研末、生研绞汁。

【食养方选】

1. 绿豆 100g，加水小火慢熬，调味后服用，用于暑湿感冒，缓解发热头痛、困倦乏力、口干舌燥等症。（参照《中国食疗本草新编》）

2. 绿豆 50g，薏苡仁 30g，粳米 100g，三物同煮为粥，用冰糖调味，用于小便短赤、痈肿疮毒。（参照《中国食疗本草新编》）

【使用注意】绿豆药用不可去皮。脾胃虚寒滑泄者慎服。

绿豆芽 （《本草纲目》）

【基原】豆科植物绿豆 *Vigna radiata* （L.） R. Wilczak 的种子经浸罨后发出的嫩芽。

【别名】豆芽菜。

【性味归经】甘，凉。归心、胃经。

【功效】清热消暑，解毒利尿。

【应用】暑热烦渴，酒毒，小便不利，目翳。

【用法用量】煎汤，炒，捣烂绞汁。

【食养方选】

1. 绿豆芽 150~200g，煎汤，可解酒毒、热毒。（参照《本草纲目》）

2. 鲜绿豆芽 30~60g，捣烂绞汁，加入适量红糖，炖服，用于白带异常、肾盂肾炎、尿道炎。（参照《福建药物志》）

【使用注意】脾胃虚寒者不宜久食。

刀豆（《滇南本草》）

【基原】豆科植物刀豆 *Canavalia gladiata*（Jacq.）DC.、洋刀豆 *Canavalia ensiformis*（L.）DC. 的种子。

【别名】刀豆子、刀鞘豆、白凤豆。

【性味归经】甘，温。归脾、胃、肾经。

【功效】温中下气，益肾补元。

【应用】虚寒呃逆，肾虚腰痛。

【用法用量】煎汤，烧存性研末。

【食养方选】

1. 刀豆 20g，柿蒂 5 个，生姜 3 片，红糖适量，将柿蒂、刀豆切碎与生姜加水同煎，去滓，加入红糖调味，用于呕吐、呃逆。（参照《保健药膳》）

2. 刀豆 2 粒，猪肾适量，将刀豆包于猪肾内，外裹叶，烧熟食，用于肾虚腰痛。（参照《重庆草药》）

【使用注意】胃热患者禁服。

豆腐（《本草图经》）

【基原】豆科植物大豆 *Glycine max*（L.）Merr. 的种子的加工制成品。

【别名】白物、甘脂。

【性味归经】甘，凉。归脾、胃、大肠经。

【功效】泻火解毒，生津润燥，和中益气。

【应用】肺热咳嗽，目赤肿痛，脾虚腹胀，消渴，休息痢。

【用法用量】煮食，酿菜，煎，炖汤。外用切片敷贴。

【食养方选】

1. 豆腐 1 碗，饴糖 60g，生萝卜汁半酒杯，将豆腐、饴糖、生萝卜汁共煮一沸，用于咸哮、痰火吼喘（包括急性支气管哮喘等）。（参照《食物中药与便方》）

2. 豆腐 2 块，猪瘦肉 100g，冬瓜 250g，豆腐加水小火煮至呈蜂窝状，放入猪瘦肉碎和冬瓜片，共煮至熟透后调味，用于尿路感染，缓解小便短赤、浮肿等症。（参照《中国食疗本草新编》）

【使用注意】豆腐中因含较多嘌呤，故痛风病人慎食。

二、五菜类

韭菜（《滇南本草》）

【基原】百合科葱属植物韭菜 *Allium tuberosum* RottL. ex Spreng. 的叶。

【别名】起阳草、懒人菜、扁菜。

【性味归经】辛，温。归肾、胃、肺、肝经。

【功效】补肾，温中，行气，散瘀，解毒。

【应用】肾虚阳痿，里寒腹痛，噎膈反胃，胸痹疼痛，衄血，吐血，尿血，痢疾，痔疮，痈疮肿毒，漆疮，跌打损伤等。

【用法】捣汁，煮粥，炒熟，做羹。

【食养方选】

1. 韭菜100g，捣烂绞汁，兑入开水服用，可化瘀止血，用于妇人经前或行经时伴有鼻衄、咯血、呕血等症。（参照《中国传统医学百病百草治疗大全》韭汁饮）

2. 韭菜50g，牛奶200g，生姜适量，韭菜生姜搅烂取汁，倒入牛奶搅匀煮沸，可温肾助阳，用于阳痿、遗精等症。（参照《营养百味》韭菜壮阳饮）

【使用注意】阴虚内热及疮疡、目疾患者慎食。

芹菜 （《唐本草》）

【基原】伞形科植物旱芹 *Apium graveolens* L. 的两年生或多年生草本植物。

【别名】旱芹、香芹、药芹。

【性味归经】甘、辛、微苦，凉。归肝、胃、肺经。

【功效】平肝，清热，祛风，利水，止血，解毒。

【应用】肝阳眩晕，风热头痛，咳嗽，黄疸，小便淋痛，尿血，崩漏，带下，疮疡肿毒等。

【用法】煎汤，绞汁，入丸剂。

【食养方选】

1. 鲜芹菜250g，芹菜焯水2分钟，切碎绞汁饮，可降血压、平肝、镇静、解痉、和胃止吐、利尿，用于眩晕头痛、颜面潮红、精神易兴奋的高血压患者。（参照《民间验方》鲜芹菜汁）

2. 鲜芹菜60g，粳米50~100g，上二物同煮为粥，可固肾利尿、清热平肝，用于高血压、糖尿病等。（参照《本草纲目》芹菜粥）

【使用注意】慢性腹泻者不宜多食。

菠菜 （《履巉岩本草》）

【基原】藜科菠菜属植物菠菜 *Spinacia oleracea* L. 的全草。

【别名】波棱菜、红根菜、鹦鹉菜。

【性味归经】甘，平。归肝、胃、大肠、小肠经。

【功效】养血，止血，平肝，润燥。

【应用】衄血，便血，头痛，目眩，目赤，夜盲，消渴引饮，便闭，痔疮。

【用法】煮食，捣汁。

【食养方选】

1. 菠菜100g，猪肝250g，同煮汤服，可补血止血，用于贫血、出血。（参照《中国食疗大全》）

2. 菠菜、鸡内金等分，二者研末取3g，米汤饮服，可健胃止渴，用于消渴引饮。（参照《本草纲目》引《经验方》）

【使用注意】体虚便溏者不宜多食。肾炎和肾结石患者不宜食用。

菘菜 （《本草经集注》）

【基原】十字花科植物白菜 *Brassica chinensis* L. 及其变种山东大白菜、浙江黄芽菜的叶球。

【别名】白菜、夏菘、青菜。

【性味归经】甘，凉。归肺、胃、大肠经。

【功效】解热除烦，生津止渴，清肺消痰，通利肠胃。

【应用】肺热咳嗽，便秘，消渴，食积，丹毒，漆疮。

【用法】煮食，捣汁饮。

【食养方选】

1. 菘菜根茎头1个，绿豆芽30g，二者同煮，渴饮，可清热解毒，用于外感温热之邪，症见发热、头痛、鼻塞、口干、无汗等，可饮出微汗。（参照《保健药膳》白菜绿豆饮）

2. 菘菜250g，粳米100g，调味煮粥食，可清热通肠，用于肺热咳嗽、大便秘结。（参照《决定一生健康的最佳营养饮食》青菜粥）

【使用注意】脾胃虚寒、大便溏薄者慎服。

苋 （《神农本草经》）

【基原】苋科苋属植物苋 *Amaranthus mangostanus* L. 的茎叶。

【别名】苋菜、三色苋、青香苋、雁来红。

【性味归经】甘，寒。归大肠、小肠经。

【功效】清热解毒，通利二便。

【应用】痢疾，二便不通，蛇虫蜇伤，疮毒。

【用法】煎汤，煮粥。

【食养方选】

1. 苋60g，水煎服，可解毒止痢，用于痢疾。（参照《食物疗法》）

2. 紫苋叶12g，大米60g，苋叶水煎去滓取汁，与米煮粥，可凉血止痢，用于产前后赤白痢。（参照《寿亲养老新书》紫苋粥）

【使用注意】肠胃虚寒，脾弱便溏者不宜多食。

莴苣 （《食疗本草》）

【基原】菊科莴苣属植物莴苣 *Lactuca sativa* L. 的茎和叶。

【别名】生菜、莴笋、莴菜。

【性味归经】苦、甘，凉。归胃、小肠经。

【功效】利尿，通乳，清热解毒。

【应用】小便不利，尿血，乳汁不通，虫蛇咬伤，肿毒。

【用法】煎汤，煮食。

【食养方选】

1. 莴苣适量，粳米60g，二者与水煮粥，适量加入莴苣丁、丝瓜丁、精盐、味精、麻油等，可通乳，用于产后乳汁不通。（参照《家庭中医药》莴苣丝瓜粥）

2. 莴苣、白茅根各20g，水煎服，可清热利尿止血，用于尿血、小便不利。（参照《精编中草药图谱》）

【使用注意】脾胃虚弱者慎服。本品多食会使人视物模糊，停食后会自然恢复。

茼蒿 （《备急千金要方》）

【基原】菊科茼蒿属植物蒿子秆 *Chrysanthemum carinatum* Scbousb. 和南茼蒿 *Chrysanthemum segetum* L. 的茎叶。

【别名】蓬蒿菜、菊花菜。

【性味归经】辛、甘，凉。归心、脾、胃经。

【功效】和脾胃，消痰饮，安心神。

【应用】脾胃不和，二便不通，咳嗽痰多，烦热不安。

【用法】煎汤，煮食。

【食养方选】

1. 茼蒿 200g，去须根，加水 300mL，煮熟后，下麻油、精盐和味精，调匀，可清热平肝、通利二便，用于高血压、肺热咳嗽、二便不畅。（参照《中国食疗本草新编》）

2. 鲜茼蒿菜、菊花脑各 60~90g，煮汤饮用，可除烦安神，用于烦热头昏、睡眠不安。（参照《食物中药与便方》）

【使用注意】泄泻者禁用。不宜多食，多食动风气。

芥菜（《备急千金要方》）

【基原】十字花科植物芥菜 *Brassica juncea*（L.）Czern. et Coss. ［*Sinapis juncea* L.］的嫩茎叶。

【别名】芥、雪里蕻、黄芥。

【性味归经】辛，温。归肺、胃、肾经。

【功效】利肺豁痰，消肿散结。

【应用】寒饮咳嗽，痰滞气逆，胸膈满闷，砂淋、石淋，牙龈肿烂，乳痈，痔肿，冻疮等。

【用法】煎汤，鲜品捣汁。

【食养方选】

1. 芥菜 50g，百合 30g，粳米 100g，共煮为粥，可利肺豁痰，用于咳逆上气、胸膈满闷、痰涎壅盛等。（参照《中国食疗本草新编》）

2. 鲜芥菜 25g，切碎加水共煮取汁，可通淋化石，用于膀胱结石、小便不通。（参照《福建药物志》）

【使用注意】目疾、疮疡、痔疮、便血及阴虚火旺之人慎食。

香椿芽（《本草图经》）

【基原】楝科植物香椿 *Toona sinensis*（A. Juss.）Roem. 的嫩芽。

【别名】香桩头、大红椿树、椿天。

【性味归经】苦、涩，微寒。归大肠、胃经。

【功效】清热解毒，健胃理气，润肤明目，杀虫。

【应用】泄泻，痢疾，肠风便血，崩漏，带下，蛔虫病，丝虫病，疮癣等。

【用法】煎汤，煮食，凉拌。

【食养方选】

1. 香椿芽 250g，鸡蛋 5 枚，香椿芽焯水后切碎，加入鸡蛋搅匀，适当调味炒熟，可滋阴润燥、泽肤健美，用于虚劳吐血、目赤、营养不良等。（现代经验方）

2. 嫩香椿芽 50g，豆腐 500g，豆腐、香椿芽分别焯水，加盐、味精、麻油拌匀，可清热解毒，用于口舌生疮。（现代经验方）

【使用注意】泻痢初起及脾胃虚寒者慎服。

莱菔 （《名医别录》）

【基原】十字花科植物莱菔 *Raphanus sativus* L. 的新鲜根。

【别名】萝卜、芦菔、地灯笼、寿星头。

【性味归经】辛、甘、凉。归脾、胃、肺、大肠经。

【功效】益胃消食，下气宽中，清热化痰，生津止渴，利尿通淋。

【应用】消渴口干，鼻衄，咯血，痰热咳嗽，腹痛作胀，痢疾或腹泻，饮食不消，热淋、石淋小便不利或胆石症。

【用法】生食，凉拌，炒食，煮汤等。清热生津，化痰止咳生用；益脾和胃，消食下气煮熟。

【食养方选】

1. 莱菔 500g，粳米 300g，莱菔煮熟，绞取汁，与粳米共煮为粥，可清热生津，用于热病口渴。（参照《饮膳正要》萝卜粥）

2. 莱菔 2 个，捣烂取汁，加入 2 匙蜂蜜，再将生姜 25g 切片取汁，一同饮之，可消胃肠积滞，用于食积不消、脘腹胀满、呕吐吞酸。（参照《普济方》）

【使用注意】脾胃虚弱，大便溏薄者不宜多食、生食。

胡萝卜 （《绍兴本草》）

【基原】伞形科植物胡萝卜 *Daucus carota* L. var. *satiua* Hoffm. 的根。

【别名】黄萝卜、胡芦菔、红萝卜。

【性味归经】甘、辛，平。归脾、肝、肺经。

【功效】健脾和中，滋肝明目，化痰止咳，清热解毒。

【应用】脾虚食少，体虚乏力，脘腹痛，泻痢，视物昏花，雀目，咳喘，百日咳，咽喉肿痛，烫伤，痔漏。

【用法】煎汤，生食，煮食。

【食养方选】

1. 胡萝卜大者 1 个，配粳米 300g 煮食，可宽中下气、散肠胃邪滞，用于食积胀满、消化不良。（参照《寿世青编》）

2. 胡萝卜 6 根，水煎服，或用胡萝卜 3 根，洗净后生食，或胡萝卜与猪肝同炒食，可滋肝明目，用于夜盲症、角膜干燥症。（参照《家庭食疗手册》）

【使用注意】胡萝卜忌与过多的酸醋同食，否则容易破坏其中的胡萝卜素。食用过多易造成皮肤黄染，停食 2~3 个月后会自行消退。

藕 （《神农本草经》）

【基原】睡莲科植物莲 *Nelumbo nucifera* Gaertn. 的肥大根茎。

【别名】光旁、莲藕。

【性味归经】甘，寒。归心、肝、脾、胃经。

【功效】清热生津，凉血，散瘀，止血。

【应用】热病烦渴，吐衄，下血。

【用法】生食，捣汁，煮食。

【食养方选】

1. 藕汁、梨汁、荸荠汁、鲜芦根汁、麦冬汁，根据实际情况临时斟酌各汁用量，调匀凉服；不甚喜凉者，重汤炖温服，可清热生津，用于太阴温病，症见口渴甚、吐白沫黏滞不快等。（参照《温病条辨》五汁饮）

2. 藕 200g，粳米 100g，煮粥至将成时，下红糖，可补气生津，用于年老体弱、食欲不振、大便溏泻及热病后口干烦渴。（参照《中国食疗本草新编》红糖莲藕粥）

【使用注意】生藕性质偏凉，平素脾胃虚寒之人忌食生藕。煮熟食用时忌选铁锅铁器。

慈姑 (《名医别录》)

【基原】慈姑科植物慈姑 *Sagittaria trifolia* L. var. *sinensis*（Sims）Makino 的球茎。

【别名】茨菰、白地栗、藉姑。

【性味归经】甘、辛、苦，寒。归肝、肺、脾、膀胱、经。

【功效】凉血止血，止咳通淋，散结解毒，和胃厚肠。

【应用】带下，崩漏，衄血，呕血，咳嗽痰血，淋浊，疮肿，目赤肿痛，瘰疬等。

【用法】煎汤，煮食，捣汁。

【食养方选】

1. 慈姑根块 18g，水煎服，可凉血通淋，用于淋浊。（参照《福建民间草药》）

2. 慈姑数枚，去皮捣烂，与蜂蜜、米泔一同拌匀，在饭上蒸熟，热服有效，可凉血止血、止咳，用于肺虚咯血。（参照《滇南本草》）

【使用注意】孕妇慎服。

茭白 (《本草图经》)

【基原】禾本科植物菰 *Zizania caduciflora*（Turcz. ex Trin）Hand. -Mazz. 的花茎经茭白黑粉的刺激而形成的纺锤形肥大的菌瘿。

【别名】菰菜、茭笋、茭瓜。

【性味归经】甘，寒。归肝、脾、肺经。

【功效】解热毒，除烦渴，利二便。

【应用】烦热，消渴，二便不通，黄疸，痢疾，热淋，目赤，乳汁不下，疮疡。

【用法】煎汤，炒食。

【食养方选】

1. 茭白 100g，芹菜 50g，净菜煮制，可清热平肝、通便，用于便秘、心胸烦热、高血压。（参照《中国食疗本草新编》）

2. 茭白 15~30g，通草 9g，与猪脚煮食，可通乳，用于催乳。（参照《湖南药物志》）

【使用注意】茭白滑中，不可多食。脾虚泄泻者慎服。不宜与蜂蜜同食。

洋葱 (《药材学》)

【基原】百合科植物洋葱 *Allium cepa* L. 的鳞茎。

【别名】玉葱、浑提葱、洋葱头。

【性味归经】辛、甘，温。归肺经。

【功效】健胃理气，解毒杀虫，降血脂。

【应用】食少腹胀，创伤，溃疡，滴虫性阴道炎，高脂血症。

【用法】生食，熟食。

【食养方选】

洋葱60g，用素油炒食，可健胃理气、化浊，用于食少腹胀、高脂血症。（参照《家庭食疗手册》）

【使用注意】洋葱多食易致目糊，且易引发疾病，热病后不宜进食。患瘙痒性皮肤疾病之人忌食。

毛笋（《本草纲目拾遗》）

【基原】禾本科植物毛竹 *Phyllostachys edulis* （Carrière） J. Houz. 的嫩苗。

【别名】茅竹笋。

【性味归经】甘，寒。归胃、大肠经。

【功效】清热化痰，消胀，透疹。

【应用】食积腹胀，糖尿病，高血压，心脏病、肝病、肾炎的水肿，痘疹不出。

【用法】煎汤，煮食。

【食养方选】

1. 毛笋同肉煮食，可清热化痰止咳，用于痰热咳嗽。（参照《本草求原》）

2. 毛笋、陈蒲瓜各60g，或加冬瓜皮30g，水煎服，可利水消胀，用于肾炎、心脏病、肝脏病等引起的浮肿腹水。（参照《食物与治病》）

【使用注意】脾胃虚弱者慎服。

芦笋（《本草图经》）

【基原】百合科植物石刁柏 *Asparagus officinalis* L. 的嫩茎。

【别名】露笋、龙须菜、石刁柏。

【性味归经】甘，平。归肺、胃、膀胱经。

【功效】润肺止咳，祛痰杀虫，凉血解毒，抑制肿瘤。

【应用】肺热咳嗽，疳积，肝炎，银屑病。

【用法】煎汤，煮食。

【食养方选】

1. 芦笋、紫菀、杏仁各9g，川贝母6g，水煎服，可清热化痰止咳，用于肺热咳嗽。（参照《本草图典》）

2. 鲜芦笋50~90g，芦笋去皮切碎，焯水后冷水浸泡，调味拌匀，用于各种癌症的预防和治疗。（现代经验方）

【使用注意】鲜芦笋不宜生食。

芋头（《本草衍义》）

【基原】天南星科植物芋 *Colocasia esculenta* （L.） Schott. 的根茎。

【别名】芋魁、土芝、芋奶。

【性味归经】甘、辛，平。归胃经。

【功效】健脾补虚，散结解毒。

【应用】脾胃虚弱，消渴，瘰疬，肿毒，赘疣，鸡眼，疥癣，烫火伤。

【用法】煎汤，入丸、散。

【食养方选】

芋头 12g，水煎服，可补虚止痢，若为白痢兑白糖，红痢则兑红糖，用于便血日久。（参照《湖南药物志》）

【使用注意】芋头生品有毒，麻口，会刺激咽喉，不可服食。多食易滞气困脾。

番薯 （《本草纲目拾遗》）

【基原】薯蓣科植物甘薯 *Ipomoea batatas*（L.）Lam. 的块茎。

【别名】甘储、甘薯、地瓜。

【性味归经】甘，平。归脾、肾经。

【功效】补中和血，益气生津，宽肠胃，通便。

【应用】脾虚水肿，疮疡肿毒，大便秘结。

【用法】烤制，蒸制，煮食。

【食养方选】

番薯 250g，粳米 100~150g，白糖适量，加水煮粥，可健脾养胃、益气通乳，用于便血、便秘、产后缺乳、夜盲症等疾病的治疗或预防。（参照《粥谱》番薯粥）

【使用注意】中焦湿滞者不宜多食。

马铃薯 （《植物名实图考》）

【基原】茄科植物马铃薯 *Solanum tuberosum* L. 的块茎。

【别名】洋番薯、土豆、洋芋。

【性味归经】甘，平。归胃、大肠经。

【功效】和胃健中，解毒消肿。

【应用】胃痛，疟腮，痈肿，湿疹，烫伤。

【用法】煮食，煎汤。

【食养方选】

1. 新鲜马铃薯适量，洗净（不去皮）后切碎，捣烂，用纱布包好挤汁，酌加适量蜂蜜，每日早晨空腹服 1~2 匙，连服 2~3 周，可和胃止痛，用于胃、十二指肠溃疡疼痛。（参照《食物中药与便方》）

2. 马铃薯 100g，牛腹筋 150g，上二物文火煮烂调味，可补中益气，用于病后脾胃虚寒、气短乏力。（参照《传统膳食宜忌》）

【食用注意】脾胃虚寒易腹泻者应少食，孕妇慎食。皮色发青或发芽的马铃薯因含有大量龙葵碱，有毒，不宜食用。

冬瓜 （《本草经集注》）

【基原】葫芦科植物冬瓜 *Benincasa hispida*（Thunb.）Cogn. 的果实。

【别名】白瓜、水芝、白冬瓜。

【性味归经】甘、淡，微寒。归肺、大肠、小肠、膀胱经。

【功效】利尿，清热，化痰，生津，解毒。

【应用】水肿胀满，淋证，脚气，痰喘，暑热烦闷，消渴，痈肿，痔漏；并解丹石毒、鱼毒、酒毒等。

【用法】煎汤，煨熟，捣汁。

【食养方选】

1. 冬瓜 120g，赤小豆 60g，大米 100g，赤小豆、大米加水煮粥，煮至五成熟时加入冬瓜块，再煮至粥熟即成，可利小便、消水肿、解热毒、止消渴，用于急性肾炎浮肿尿少者。（参照《新中医》）

2. 冬瓜 500g 煮水饮用，可祛暑生津，用于暑热等症。（参照《食物与治病》冬瓜汤）

【使用注意】脾胃虚寒者不宜过食。久病、阴虚火旺者不宜食用。服用滋补药品时不宜食用。

丝瓜 （《救荒本草》）

【基原】葫芦科植物丝瓜 *Luffa chylindrica* （L.） Roem. 或奥丝瓜 *Luffa acutangula* （L.） Roxb. 的鲜嫩果实。

【别名】天罗瓜、天吊瓜。

【性味归经】甘，凉。归肺、肝、胃、大肠经。

【功效】清热化痰，凉血解毒。

【应用】热病身热烦渴，咳嗽痰喘，肠风下血，痔疮出血，乳汁不通，无名肿痛，水肿，血淋，崩漏，痈疽疮疡。

【用法】煎汤；烧存性为散。

【食养方选】

1. 丝瓜煮食，或绞汁服，可清热化痰，用于肺热咳嗽、痰黄。（参照《食物性能歌括》）

2. 丝瓜、莲子烧存性研末，以酒送服 6g，可通乳，用于乳汁不通。（参照《中国食疗大全》）

【使用注意】脾胃虚寒或肾阳虚弱者及久病体虚者不宜多服。

南瓜 （《滇南本草》）

【基原】葫芦科植物南瓜 *Cucurbita moschata* （Duchesne ex Lam.） Duchesne ex Poir. 的果实。

【别名】番瓜、倭瓜、阴瓜。

【性味归经】甘，平。归肺、脾、胃经。

【功效】补益脾胃，解毒消肿。

【应用】肺痈，哮证，痈肿，烫伤，毒蜂蜇伤。

【用法】蒸煮，生捣汁。

【食养方选】

1. 南瓜 500g，牛肉 250g，煮食，可化痰排脓、补虚扶正，用于咯唾脓痰、咳喘等症。（参照《岭南草药志》）

2. 南瓜瓤适量，煎汤后频频饮服，可利水消肿，用于周身浮肿。（参照《妙药奇方》）

【使用注意】气滞湿阻者禁服。

黄瓜 （《本草拾遗》）

【基原】葫芦科植物黄瓜 *Cucumis sativus* L. 的果实。

【别名】胡瓜、王瓜、刺瓜。

【性味归经】甘，凉。归肺、脾、胃经。

【功效】清热止渴，利水，解毒。

【应用】胸中烦热，口渴喜饮，水肿尿少，水火烫伤，汗斑，痱疮。

【用法】煮熟，生啖，绞汁服。

【食养方选】

1. 黄瓜 250g，粳米 100g，粳米煮粥近熟时纳入黄瓜片，调味熬至瓜熟粥成，加入味精，淋麻油，调匀，可清热解毒、生津解暑，用于暑热烦渴、咽喉肿痛、小便不利。（参照《中国食疗本草新编》）

2. 黄瓜 1 个，破开，以醋煮一半，水煎一半，至烂，合并一处，空心食下，可利水消肿，用于四肢浮肿。（参照《千金翼方》）

【使用注意】脾胃虚弱、腹痛腹泻或肺寒咳嗽者不宜多服。

苦瓜 （《滇南本草》）

【基原】葫芦科植物苦瓜 *Momordica charantia* L. 的果实。

【别名】锦荔枝、凉瓜、癞瓜。

【性味归经】苦，寒。归心、脾、肺经。

【功效】祛暑涤热，明目，解毒。

【应用】暑热烦渴，消渴，赤眼疼痛，痢疾，疮痈肿毒。

【用法】煎汤，鲜用，煅存性研末。

【食养方选】

1. 苦瓜 1 个，绿豆 150g，白糖适量，绿豆煮粥至开裂后，加入苦瓜片，煮至酥烂，加入白糖，调溶，可清热祛暑、利尿止渴，用于中暑发热、心烦口渴、小便不利、小儿热痱疮毒。（参照《中国食疗本草新编》）

2. 苦瓜 250g，切薄片清炒，可生津明目，用于目赤红肿、消渴。（参照《中国食疗本草新编》）

【使用注意】脾胃虚寒者慎服。

番茄 （《陆川本草》）

【基原】茄科植物番茄 *Lycopersicon esculintum* Mill. 的果实。

【别名】西红柿、洋柿子、番柿。

【性味归经】甘、酸，微寒。归脾、胃、肝经。

【功效】清热生津，健胃消食。

【应用】口渴，食欲不振。

【用法】生食，炒食，煮汤。

【食养方选】

1. 番茄适量，去皮后生食，或捣烂，加白糖浸渍后食用，可清热生津，用于热伤胃阴、烦渴咽干。（参照《中医食疗学》）

2. 番茄炒食、煮汤、生食均可，可健胃消食，用于脾虚纳呆。（参照《中医营养学》）

【使用注意】胃寒者忌食生冷番茄。

茄子 （《本草拾遗》）

【基原】茄科植物茄 *Solanum melongena* L. 的果实。

【别名】昆仑瓜、矮瓜、吊菜籽。

【性味归经】甘，凉。归脾、胃、大肠经。

【功效】清热凉血，消肿止痛，利大便。

【应用】肠风下血，热毒疮痈，皮肤溃疡。

【用法】煮食，煎汤，浸酒服用。

【食养方选】

1. 茄子煨熟浸酒服用，可清热凉血、止血消肿，用于血热便血、痔疮出血。（参照《圣济总录》茄子酒）

2. 茄子适量，煎汤或蒸熟食用，用于大便不利者。（参照《中医食疗学》）

【使用注意】茄子性凉，不宜多食。慢性腹泻者慎食。

辣椒 （《植物名实图考》）

【基原】茄科植物辣椒 *Capsicum annuum* L. 的果实。

【别名】海椒、辣子、牛角椒。

【性味归经】辛，热。归脾、胃经。

【功效】温中健胃，散寒燥湿，下气消食，发汗解表。

【应用】胃寒气滞，脘腹冷痛，肢体酸痛，风寒感冒，冻疮，泻痢、呕吐。

【用法】煮食，入丸、散。

【食养方选】

1. 辣椒 1 个，生姜 5 片，加红糖煎水服，可散寒止痛，用于胃脘冷痛。（参照《医药与保健》）

2. 红辣椒 15g，花椒 5g，生姜 3g，辣椒洗净折裂后，与花椒、生姜一同煮水热服，取微汗，可祛风散寒，用于风寒感冒。（参照《中国食疗本草新编》）

【使用注意】阴虚火旺、目疾、痔疮、消化道溃疡及诸出血证者禁服。过食可引起头晕、眼干、腹泻。

马齿苋 （《本草经集注》）

【基原】马齿苋科植物马齿苋 *Portulaca oleracea* L. 的地上部分。

【别名】马齿菜、长寿菜、耐旱菜。

【性味归经】酸，寒。归大肠、肝经。

【功效】清热解毒，凉血止痢，除湿通淋。

【应用】热毒泻痢，热淋，尿闭，赤白带下，崩漏，痔血，疮疡痈疖，丹毒，瘰疬。

【用法】煎汤，煮食，绞汁。

【食养方选】

1. 鲜马齿苋 50g，洗净绞汁，加水调味，可清热解毒，用于阑尾炎。（参照《福建中医药》）

2. 马齿苋、粳米各 60g，二物共煮为粥，可清热解毒、凉血止痢，用于热毒所致的痢疾。（参照《食疗本草》马齿苋粥）

【使用注意】脾虚便溏者及孕妇慎服。

枸杞叶 (《名医别录》)

【基原】茄科植物枸杞或宁夏枸杞 *Lycium barbarum* L. 的嫩茎叶。

【别名】甜菜、枸杞尖、枸杞苗。

【性味归经】苦、甘，凉。归肝、脾、肾经。

【功效】补虚益精，清热明目。

【应用】虚劳发热，烦渴，目赤昏痛，障翳夜盲，崩漏带下，热毒疮肿。

【用法】煎汤，煮食，捣汁。

【食养方选】

1. 枸杞叶 300g，羊肾 1 对，粳米 150g，葱白 14 茎，上四味细切，加水煮粥，可补气益精，用于阳气衰、腰脚疼痛、五劳七伤。(参照《圣济总录》)

2. 枸杞叶 100g，猪肝 100g，猪肝片加姜丝和精盐煮至九成熟，再放枸杞菜调味，可清肝明目，用于红眼目赤肿痛、视物不清。(参照《中国食疗本草新编》)

【使用注意】大便滑泄之人忌食。

龙爪菜 (《昆明民间常用草药》)

【基原】蕨科植物毛轴蕨 *Pteridium revolutum* (Bl.) Nakai 的根茎。

【别名】锯菜、山凤尾、蕨儿菜。

【性味归经】甘，寒。归肝、胃、大肠经。

【功效】清热利湿，降气化痰，止血。

【应用】感冒发热，黄疸，痢疾，带下，噎膈，肺结核咯血，肠风便血，风湿痹痛。

【用法】煎汤，煮食。

【食养方选】

1. 鲜龙爪菜 100～200g，水煎服，可清热利湿，用于发热不退。(参照《浙江天目山药用植物志》)

2. 新生龙爪菜阴干研散，陈米饮调下 3g，可清热止痢，用于产后痢疾。(参照《圣济总录》)

【使用注意】龙爪菜多食会令人发落、鼻塞、目暗，不宜生食、久食。脾胃虚寒及生疥疮者慎服。小儿不可食。

荠菜 (《名医别录》)

【基原】十字花科荠属植物荠菜 *Capsella bursa-pastoris* (L.) Medic. 的茎叶。

【别名】护生草、清明菜、地米菜。

【性味归经】甘、淡，凉。归肝、脾、膀胱经。

【功效】凉肝止血，平肝明目，清热利湿。

【应用】吐血，衄血，咯血，尿血，崩漏，目赤疼痛，眼底出血，赤白痢疾等。

【用法】煎汤，入丸、散。

【食养方选】

1. 荠菜 30g，蜜枣 30g，水煎服，可凉血止血，用于内伤吐血。(参照《湖南药物志》)

2. 荠菜30g，龙芽草30g，水煎服，可调经止崩，用于崩漏及月经过多。（参照《广西中草药》）

【使用注意】荠菜性味平和，诸无所忌。

三、五果类

苹果（《滇南本草》）

【基原】蔷薇科植物苹果 *Malus pumila* Mill 的果实。

【别名】频婆、频果、天然子。

【性味归经】甘、酸，凉。归脾、胃、心经。

【功效】益胃生津，除烦，醒酒。

【应用】中焦诸不足，脾虚火盛等。

【用法】鲜食，捣汁，熬膏。

【食养方选】

1. 苹果1kg，蜂蜜适量，苹果绞取汁液，熬成稠膏后加蜂蜜混匀即可，可益胃生津，用于胃阴不足、咽干口渴等。（参照《中国药膳大辞典》玉容丹）

2. 苹果250g，胡萝卜200g，洗净，绞汁，混合均匀，可清热除烦，用于热病初起、口舌生疮、口腔糜烂。（参照《中国食疗本草新编》苹果胡萝卜汁）

【使用注意】苹果多食令人腹胀，病人尤甚。

梨（《名医别录》）

【基原】蔷薇科植物白梨 *Pyrus bretschneideri* Rehd.、沙梨 *Pyrus pyrifolia*（Burm. f.）Nakai、秋子梨 *Pyrus ussuriensis* Maxim. 等的果实。

【别名】果宗、玉乳、蜜父。

【性味归经】甘、微酸，凉。归肺、胃、心经。

【功效】清热降火生津，润肺化痰止咳，去燥养血生肌，解除酒毒。

【应用】热病伤津或温热病后期，阴虚烦渴，消渴证，燥咳，痰热惊狂，噎膈，失声，目赤肿痛，消化不良，便秘等。

【用法】鲜食，榨汁饮，炖食。

【食养方选】

1. 梨200g，荸荠500g，鲜苇根100g（干品减半），鲜麦冬50g（干品减半），藕500g，五物纱布绞取汁和匀，可清热养阴、生津润燥，用于温病邪伤津液所致的身热不甚、口中燥渴、干咳不已等症。（参照《温病条辨》五汁饮）

2. 梨15kg，藕1.5kg，萝卜500g，生姜200g（四物捣泥取汁），鲜生地黄200g，鲜茅根20g，麦冬100g，水煎去滓取汁兑白蜜等量熬膏，收膏后再入柿霜200g，搅匀为度，可化痰止咳、凉血生津，用于咳嗽痰喘、咯血口渴。（参照《全国中药成药处方集》梨膏）

【使用注意】脾胃虚寒、呕吐清水、大便溏泄、腹部冷痛、风寒咳嗽及产妇等不宜食用。

桃子（《日用本草》）

【基原】蔷薇科植物桃 *Prunus persica*（L.）Batsch 或山桃 *Prunus davidiana* Henry 的果实。

【别名】桃实。

【性味归经】甘、酸，温。归肺、大肠经。

【功效】生津润肠，活血消积，益气血、润肤色。

【应用】津伤肠燥便秘，瘀血肿块，气血不足，阴虚盗汗。

【用法】鲜吃，制成桃片、桃汁。

【食养方选】

1. 桃子生食，可生津止渴、调经止痛，用于夏日口渴、便秘、痛经。（参照《饮食治疗指南》）

2. 桃子300g，去皮核切块，加白糖100g，隔水蒸至酥烂，文火熬煮，加入糖桂花，可润肠通便，用于津伤肠燥便秘。（参照《中国食疗本草新编》）

【使用注意】桃子不宜长期食用，容易使人生内热。生桃、烂桃不宜食用。

柿子 （《滇南本草图说》）

【基原】柿树科植物柿 *Diospyros kaki* Thunb. 的成熟果实。

【别名】水柿、米果、猴枣。

【性味归经】甘、涩，凉。归心、肺、大肠经。

【功效】清热生津，润肺止咳，涩肠止血，解毒。

【应用】咳嗽，吐血，热渴，口疮，热痢，便血。

【用法】生食，做柿饼，煮粥。

【食养方选】

1. 柿饼4~5个，罗汉果1枚，煮汁调味，可润肺止咳，用于百日咳。（参照《中国中医药报》）

2. 柿未成熟时，捣取汁，可消肿散结，用于辅助治疗地方性甲状腺肿。（参照《江西中草药》）

【使用注意】脾胃虚寒、痰湿内盛、外感咳嗽、疟疾等症禁食鲜柿。

杏子 （《本草图经》）

【基原】蔷薇科植物杏 *Prunus armeniaca* L. 或山杏 *Armeniaca sibirica* （L.） Lam. 的果实。

【别名】杏实。

【性味归经】甘、酸，温。归肺、心经。

【功效】润肺定喘，生津止渴。

【应用】肺燥咳嗽，津伤口渴。

【用法】煎汤，生食，晒干为脯。

【食养方选】

1. 杏子50g，猪肺250g，加水煮汤，调味食，可润肺止咳通便，用于肺燥干咳、大便干结。（参照《食品的营养与食疗》）

2. 杏子2~3枚，生食，可清热生津，用于心烦口渴、急慢性咽喉炎。（参照《中国食疗本草新编》）

【使用注意】杏不宜多食。未成熟的杏不可生吃。

枇杷 (《名医别录》)

【基原】蔷薇科植物枇杷 *Eriobotrya japonica*（Thunb.）Lindl. 的果实。

【别名】金丸、琵琶果。

【性味归经】甘、酸，凉。归肺、脾经。

【功效】生津止渴，化痰止咳，降逆止呕。

【应用】肺热咳嗽，胃热口干，胃气不足、呕逆食少等。

【用法】生食，制罐头、果酒、果酱，煎汤。

【食养方选】

1. 枇杷 60g，冰糖 30g，水煎服，可清热化痰止咳，用于肺热咳嗽。（参照《福建药物志》）

2. 枇杷 100g，去皮煎汤，可降逆止呕，用于口干、呃逆不欲饮食。（参照《食品营养与食疗》））

【使用注意】枇杷不宜多食，多食易助湿生痰。枇杷仁有毒，不可食用。

无花果 (《救荒本草》)

【基原】桑科榕属植物无花果 *Ficus carica* L. 的果实。

【别名】品仙果、奶浆果、蜜果。

【性味归经】甘，凉。归肺、胃、大肠经。

【功效】清热生津利咽，健脾开胃清肠，解毒消肿。

【应用】咽喉肿痛，肺燥咳嗽，声音嘶哑，消化不良，便秘，痔疮。

【用法】煎汤，生食鲜果。

【食养方选】

1. 无花果 7 个，金银花 15g，水煎服，可生津利咽，用于咽痛。（参照《山东中草药手册》）

2. 鲜无花果嚼食；或干果捣碎煎汤，加蜂蜜调味，可开胃清肠，用于大便秘结。（参照《安徽中草药》）

【使用注意】无花果分泌物含有橡胶质等成分，遇酸易凝集成团，不宜空腹多食。

橘 (《神农本草经》)

【基原】芸香科植物橘 *Citrus reticulata* Blanco. 及其栽培变种的成熟果实。

【别名】黄橘、橘子。

【性味归经】甘、酸，平。归肺、胃经。

【功效】开胃理气，生津润肺。

【应用】肺热咳嗽，心烦口渴，食欲不振。

【用量用法】鲜食，蜜煎，制成橘饼。

【食养方选】

1. 橘 2kg，去皮、核后绞汁熬膏，可理气化痰，用于胸闷不适、咳嗽痰多。（参照《食品的营养与食疗》）

2. 橘 1 只，红枣 5 枚，竹叶 5g，共煮，可生津润燥，用于秋燥干咳，口鼻干燥，咽喉痒痛，大便燥结。（参照《中国食疗本草新编》）

【使用注意】阴虚燥咳及咯血、吐血者慎用。风寒咳嗽及有痰饮患者不宜食。不宜与萝卜同食。

葡萄 (《神农本草经》)

【基原】葡萄科植物葡萄 *Vitis vinifera* L. 的果实。

【别名】蒲陶、草龙珠、菩提了。

【性味归经】甘、酸，平。归肺、脾、肾经。

【功效】益气补血，强壮筋骨，通利小便

【应用】气血不足，肺虚咳嗽，烦渴，风湿痹痛，水肿，心悸盗汗等。

【用量用法】鲜食，制成果干、果汁、果酱、果脯、罐头、果酒。

【食养方选】

1. 葡萄 100g，洗净去核，加水、白糖熬煮，可补益气血，用于气血虚弱、肺虚咳嗽。（参照《中国食疗本草新编》）

2. 葡萄干 100g，山药、莲肉各 50g，加水共煮，可补气和胃，用于病后体弱、面白乏力、腹胀便溏等。（参照《中国食疗本草新编》）

【使用注意】阴虚内热、胃肠实热或痰热内蕴者慎服。

香蕉 (《本草纲目拾遗》)

【基原】芭蕉科植物香蕉 *Musa paradisiaca* L. 的果实。

【别名】蕉子、蕉果。

【性味归经】甘，寒。归脾、胃、大肠经。

【功效】清热解毒，润肺滑肠。

【应用】温热病烦渴，大便秘结，痔疮出血，肺热燥咳。

【用法】生食，炖服。

【食养方选】

1. 香蕉，生食，可清热解毒，用于温热病烦渴。（参照《食物性能歌括》）

2. 香蕉 1~2 只，冰糖炖服，可润肺止咳，用于咳嗽日久。（参照《食物中药与便方》）

【使用注意】患有慢性肾炎、高血压、水肿者尤应慎食。

柠檬 (《岭南采药录》)

【基原】芸香科柑橘属植物柠檬 *Citrus limonia* Osbeck. 的果实。

【别名】宜母果、黎朦子、黎檬干。

【性味归经】甘、酸，凉。归胃、肺经。

【功效】生津解暑，和胃安胎，化痰。

【应用】暑热伤津，中暑烦渴，食欲不振，脘腹痞胀，肺燥咳嗽，妊娠呕吐。

【用法】绞汁饮，生食。

【食养方选】

1. 柠檬 100g，用开水冲泡，温浸代茶饮，可生津解暑，用于暑热烦渴、胸闷不舒。（参照《中国食疗本草新编》）

2. 柠檬 500g，去皮、核切块，加入白糖拌匀，浸渍过夜，熬膏，可和胃止呕，用于妊娠呕吐。（参照《中国食疗本草新编》）

【使用注意】胃酸过多者忌食。

桑椹 （《唐本草》）

【基原】桑科植物桑 *Morus alba* L. 的干燥果穗。

【别名】葚、桑实、乌椹。

【性味归经】甘、酸，寒。归肝、肾经。

【功效】滋阴养血，补肝益肾，生津润肠。

【应用】精血亏损之须发早白，脱发，头晕眼花，耳鸣失聪，失眠多梦，神疲健忘；津伤口渴及消渴；肠燥便秘。

【用法】生食，加蜜熬膏，浸酒。

【食养方选】

1. 桑椹 5kg，粳米 3kg，酿制米酒，可滋阴养血、补肝益肾，用于肝肾不足、精血亏少、早衰、耳鸣失聪、视物昏花。（参照《中国医学大辞典》）

2. 桑椹、枸杞子、玄参各 20g，水煎，可润肠通便，用于体虚便秘、老年便秘。（参照《中国食疗本草新编》）

【使用注意】因其有滋阴生津润肠之力，故脾胃虚寒而大便溏者忌食。

龙眼肉 （《开宝本草》）

【基原】无患子科植物龙眼 *Dimocarpus longan* Lour. 的假种皮。

【别名】益智、桂圆、龙眼干。

【性味归经】甘，温。归心、脾经。

【功效】补益心脾，养血安神。

【应用】气血两虚，面色无华，头昏眼花；心脾两虚，心悸怔忡，失眠健忘；脾胃虚弱食少，泄泻等。

【用量用法】煎汤，浸酒，熬膏。

【食养方选】

1. 龙眼肉 250g，白酒 1.5kg，二者混匀浸泡 1 个月，可补益心脾、养血安神，用于思虑过度、劳伤心脾、气血不足、心悸怔忡、失眠健忘。（参照《万病回春》）

2. 龙眼肉、芡实各 30g，酸枣仁 20g，水煎取汁，可宁心安神，用于失眠、心悸。（参照《中国食疗本草新编》）

【使用注意】腹胀或有痰火者不宜服用。

荔枝 （《食疗本草》）

【基原】无患子科植物荔枝 *Litchi chinensis* Sonn. 的果实。

【别名】离支、荔支、丹荔。

【性味归经】甘、酸，温。归肝、脾经。

【功效】养血健脾，行气消肿。

【应用】病后体虚，津伤口渴，脾虚泄泻，呃逆，食少，瘰疬，疔肿，外伤出血。

【用法】煎汤，烧存性研末，浸酒。

【食养方选】

1. 荔枝肉 20g，鸡肉 300g，鸡肉切球状，炒制调味，放入荔枝肉炒匀，勾薄芡，可补益气血，用于气血亏虚、体倦乏力。（参照《中国食疗本草新编》）

2. 干荔枝 7 枚，大枣 5 枚，水煎服，可健脾止泻，用于脾虚久泻。（参照《全国中草药汇编》）

【使用注意】阴虚火旺者慎服。

杧果 （《岭南采药录》）

【基原】漆树科杧果属植物杧果 *Mangifera indica* L. 的果实。

【别名】庵罗果、香盖、望果。

【性味归经】甘、酸，微寒。归肺、胃经。

【功效】益胃生津，止呕，止咳。

【应用】烦热口渴，肺热咳嗽，消化不良。

【用法】鲜食，制成杧果干。

【食养方选】

1. 鲜杧果 1~2 个，鲜食，可化痰止咳，用于咳嗽痰多、气喘。（参照《家庭食疗小全书》）

2. 杧果 1~2 个，去皮、核，榨汁，可和胃止呕，用于反胃呕吐。（参照《花果疗法》）

【使用注意】杧果不宜与大蒜等辛辣物同食。饱餐后禁食。过敏体质者不宜食用。

西瓜 （《本草纲目》）

【基原】葫芦科植物西瓜 *Citrullus lanatus* （Thunb.）Matsum. et Nakai. 的果实。

【别名】寒瓜、夏瓜、水瓜。

【性味归经】甘，寒。归心、胃、膀胱经。

【功效】清热解暑，除烦止渴，利小便。

【应用】暑热烦渴，热病伤津，小便不利，咽喉肿痛，口疮，目赤肿痛。

【用量用法】鲜食。

【食养方选】

1. 西瓜汁、梨汁、生地黄汁、甘蔗汁各 250mL，混匀饮用，可清热解暑，用于暑热伤津。（参照《中国食疗本草新编》）

2. 西瓜取汁徐徐饮之，可清热除烦，用于阳明热盛、舌燥烦渴者。（参照《本草汇言》）

【使用注意】中寒湿盛者慎用。凡体虚胃寒、大便滑泄、胃炎或溃疡病患者不宜多食。

猕猴桃 （《开宝本草》）

【基原】猕猴桃科植物猕猴桃 *Actinidia chinensis* Planch. 的果实。

【别名】猕猴梨、羊桃、猴仔梨。

【性味归经】酸、甘，寒。归胃、肝、肾经。

【功效】清热止渴，健胃，通淋。

【应用】烦热消渴，肺热干咳，湿热石淋，消化不良，痔疮。

【用法】鲜食，榨汁，煎汤。

【食养方选】

1. 猕猴桃 60g，天花粉 30g，水煎服，可除烦止渴，用于消渴烦热。（参照《青岛中草药手

册》)

2. 猕猴桃、炒山楂各 15g，水煎服，可健胃消食，用于消化不良。(参照《安徽中草药》)

【使用注意】脾胃虚寒者慎服。

柚 (《本草经集注》)

【基原】芸香科植物柚 *Citrus maxima*（Burm.）Merr. 的果实。

【别名】雷柚、柚子、胡柑。

【性味归经】甘、酸，寒。归肺、胃经。

【功效】消食，化痰，醒酒。

【应用】老年喘咳，咳嗽痰多，胸闷食少，饮食停滞，消化不良，气滞、胃痛，酒醉。

【用法】鲜食，熬膏。

【食养方选】

1. 柚肉切碎，加蜂蜜隔水蒸至酥烂，用黄酒冲服，可化痰止咳平喘，用于老年喘咳、咳嗽痰多。(参照《中国食疗本草新编》)

2. 柚肉绞汁饮，可和胃降逆，用于口臭、呃逆上气、上腹不适。(参照《食品的营养与食疗》)

【使用注意】柚肉，脾胃虚寒及泄泻患者忌服；柚皮，孕妇及气虚者忌服。

菱角 (《名医别录》)

【基原】菱科植物乌菱 *Trapa bicornis* Osbeck. 的果实。

【别名】水菱角、风菱、芰实。

【性味归经】甘、涩，凉。归脾、胃经。

【功效】健胃止痢，抗癌。

【应用】胃溃疡，痢疾，食管癌，乳腺癌，子宫颈癌。

【用法】生食：清暑解热，除烦止渴；熟食：益气，健脾。

【食养方选】

1. 鲜菱角 500g，红糖 20g，菱角打碎，水煎去滓取汁，加入红糖调服，可活血调经，用于月经不调。

2. 菱角肉 20~30 枚，文火水煎，长期饮之，可辅助防治癌症，用于宫颈癌、胃癌、肠癌、喉癌。(参照《食物中药与便方》)

【使用注意】患疟、痢勿食菱角。

黑芝麻 (《本草纲目》)

【基原】胡麻科植物芝麻 *Sesamum indicum* L.［*S. orientale* L.］的黑色种子。

【别名】胡麻、巨胜、黑脂麻。

【性味归经】甘，平。归肝、脾、肾经。

【功效】补益肝肾，养血益精，润肠通便。

【应用】肝肾不足所致的头晕耳鸣、腰脚痿软、须发早白、肌肤干燥，肠燥便秘，妇人乳少，痈疮湿疹，风癫痫疡，小儿瘰疬，烫伤，痔疮。

【用法用量】煎汤，糕饼，榨汁，入丸、散，泡酒。外用煎水洗浴，捣敷。

【食养方选】

1. 黑芝麻、大枣各 60g，杏仁 15g，上药共浸水后，捣烂成糊调味，用于便秘。（参照《经验方》）

2. 桑叶、黑芝麻等份，二物研末混匀，炼蜜为丸，用于肝肾不足，症见时发目疾、皮肤燥涩、大便闭结等。（参照《医级》桑麻丸）

【使用注意】下元不固而见便溏、阳痿、精滑、白带、皮肤疮毒、湿疹、瘙痒、牙痛等患者忌用。

落花生 （《滇南本草图说》）

【基原】豆科植物落花生 *Arachis hypogaea* L. 的种子。

【别名】花生、长生果、落地生。

【性味归经】甘，平。归脾、肺经。

【功效】健脾养胃，润肺化痰。

【应用】脾虚不运，反胃不舒，乳妇奶少，脚气，肺燥咳嗽，大便燥结。

【用法用量】煎汤，生研冲汤，炒，煮。

【食养方选】

1. 落花生 250g，石斛 150g，石斛水煎两次，取汁混匀，加入落花生，慢炖至汁干，落花生酥烂，晒干，用于阴虚胃痛、心烦口燥、大便干结。（参照《中国食疗本草新编》）

2. 落花生米 100g，猪脚 1 条，共炖服，用于缺乳。（参照《陆川本草》）

【使用注意】体寒湿滞及肠滑便泄者慎服。霉花生有致癌作用，不宜食用。

莲子 （《本草经集注》）

【基原】睡莲科植物莲 *Nelumbo nucifera* Gaertn. 的成熟种子。

【别名】藕实、水芝丹、莲实。

【性味归经】甘、涩，平。归脾、肾、心经。

【功效】补脾止泻，益肾固精，养心安神。

【应用】脾虚久泻、久痢，肾虚遗精、滑泄、小便不禁，妇人崩漏带下，心神不宁，惊悸，不眠。

【用法用量】煎汤；糕饼，煮粥；或入丸、散。

【食养方选】

1. 莲子、粳米各 120g，茯苓 60g，莲子、粳米炒香，与茯苓共研为末，砂糖调和，开水冲服，用于病后胃弱所致的纳食欠佳。（参照《医学归门》莲肉糕）

2. 莲子酒浸过夜，纳入猪肚煮熟，取出焙干，温酒送服，可补益虚损。（参照《医学发明》水芝丸）

【使用注意】凡患有实热积滞，大便燥结者忌服。

海松子 （《开宝本草》）

【基原】松科植物红松 *Pinus koraiensis* Sieb. et Zucc. ［*P. mandschurica* Rupr.；*Apinus koraiensis* (Sieb. et Zucc.) Moldenke］的种子。

【别名】松子、松子仁、新罗松子。

【性味归经】甘，微温。归肝、肺、大肠经。

【功效】润燥，养血，祛风。

【应用】肺燥干咳，大便虚秘，诸风头眩，骨节风，风痹。

【用法用量】煎汤，入丸、膏。

【食养方选】

1. 海松子1kg，甘菊花500g，为末入蜜丸，可益精补脑，久服延年不老、身轻悦泽。（参照《太平圣惠方》松子丸）。

2. 海松子同米煮粥食，可润心肺、和大肠。（参照《士材三书》松子粥）。

【使用注意】便溏、滑精、痰饮体质者慎服。

南瓜子（《本草纲目》）

【基原】葫芦科植物南瓜 *Cucurbita moschata*（Duch. ex Lam.）Duch. ex Poir. 的种子。

【别名】南瓜仁、白瓜子、金瓜米。

【性味归经】甘，平。归大肠经。

【功效】杀虫，下乳，利水消肿。

【应用】各类肠道寄生虫，产后缺乳，产后手足浮肿，百日咳，痔疮。

【用法用量】煎汤，煮食。

【食养方选】

1. 南瓜子30g，韭菜叶30g，水竹沥60g，开水冲服，用于小儿蛔虫。（参照《湖南药物志》）

2. 南瓜子60g，研末，加红糖适量，开水冲服，用于产后缺乳。（参照《青岛中草药手册》）

【使用注意】南瓜子一次不可多食。多食易壅气滞膈。

四、禽肉类

鸡肉（《神农本草经》）

【基原】雉科雉属动物家鸡 *Gallus gallus domesticus* Brisson 的肉。

【别名】烛夜。

【性味归经】甘，温。归脾、胃经。

【功效】温中，益气，补精，填髓。

【应用】虚劳羸瘦，病后体虚，食少纳呆，反胃，腹泻下痢，消渴，水肿，小便频数，崩漏，带下，产后乳少等。

【用法用量】炖煮，炒食。

【食养方选】

1. 嫩母鸡1只，黄芪30g，黄芪洗净塞入鸡腹，加入葱、生姜、清汤等，置于砂锅中，用湿棉纸封住锅口，上笼，旺火蒸，水沸后续蒸1.5~2小时，至鸡肉熟烂，出笼，去黄芪加胡椒粉调匀，可健脾补肺、益气升阳、固表止汗，用于脾肺气虚、中气下陷、卫表不固。（参照《随园食单》黄芪蒸鸡）

2. 黄雌鸡1只，鲜百合1颗，粳米饭1盏，将粳米饭、鲜百合塞入鸡腹内，以线缝定，用五味汁煮鸡令熟，开鸡腹部取出百合粳米饭，与鸡汁调和食之，鸡肉食之亦妙，用于产后虚羸。（参照《圣济总录》黄雌鸡饭方）

【使用注意】实证、邪毒未清者慎用。

乌骨鸡 (《本草纲目》)

【基原】雉科雉属动物乌骨鸡 *Gallus gallus domesticus* Brisson 去羽毛及内脏的全体。

【别名】乌鸡、药鸡、武山鸡、黑脚鸡、竹丝鸡。

【性味归经】甘，平。归肝、肾、肺经。

【功效】补肝肾，益气血，退虚热。

【应用】虚劳羸瘦，骨蒸痨热，消渴，遗精，滑精，久泻，久痢，崩中，带下。

【用法用量】煮食，煎汤，入丸、散。

【食养方选】

1. 乌骨鸡 1 只，小茴香、高良姜、陈皮，乌骨鸡洗净后，与上述原料同煮熟烂，用于噤口痢因涩药太过伤胃，症见闻食口闭、四肢逆冷、久痢等。(参照《普济方》乌鸡煎)

2. 乌骨鸡 1 只，白果、莲子、糯米各 15g，将白果、莲子、糯米浸泡后，加佐料调味，装入鸡腹内，用白线缝合，放入砂锅内，武火炖沸，文火炖至鸡肉软烂，可补益脾肾、固摄下元、止带涩精、敛肺平喘。(参照《本草纲目》果莲炖乌鸡)

【使用注意】感冒发热、咳嗽多痰者忌食。患有急性菌痢、肠炎初期忌食。

白鸭肉 (《名医别录》)

【基原】鸭科鸭属动物家鸭 *Anas domestica* L. 的肉。

【别名】鹜肉。

【性味归经】甘、微咸，平。归肺、脾、胃、肾经。

【功效】补益气阴，利水消肿。

【应用】虚劳骨蒸，咳嗽，水肿。

【用法用量】煮食，煎汤。

【食养方选】

1. 鸭 1 只，草果 5 个，赤小豆 50g，鸭去毛、洗净、备用，将赤小豆放入鸭腹中，加入草果煮熟，可温中健脾、利水消肿，用于治十种水病。(参照《饮膳正要》青鸭羹)

2. 老鸭 1 只，当归 30g，红枣 10 枚，上述诸物加调味品炖煮酥烂，可补益气血，用于贫血、老年人便秘。(参照《中国食疗本草新编》)

【使用注意】外感未清、脾虚便溏、肠风下血者禁食。

鹅肉 (《名医别录》)

【基原】鸭科雁属动物家鹅 *Anser cygnoides domestica* Brisson 的肉。

【别名】家雁、舒雁。

【性味归经】甘，平。归脾、肝、肺经。

【功效】益气补虚，和胃止渴。

【应用】虚羸，消渴。

【用法用量】煮食，煎汤。

【食养方选】

1. 鹅 1 只，黄芪、党参、山药各 30g，共煮熟后食之，可补中益气，用于中气不足，症见消

瘦乏力、食少等。(参照《家庭食疗手册》)

2. 鹅肉 250g，瘦猪肉 500g，山药 30g，北沙参 15g，玉竹 15g，共煮，可气阴双补，用于气阴不足，症见口干思饮，乏力，气短，纳少等。(参照《补药和补品》)

【使用注意】湿热内蕴、皮肤疮毒者禁食。

鸽肉 (《嘉祐本草》)

【基原】鸠鸽科鸽属动物原鸽 *Columba livia* Gmelin、家鸽 *Columba livia domestica* L.、岩鸽 *Columba rupestris* Pallas 的肉。

【别名】鹁鸽、飞奴。

【性味归经】咸，平。归肺、肝、肾经。

【功效】滋肾益气，祛风解毒，调经止痛。

【应用】虚羸，妇女血虚经闭，消渴，久疟，麻疹，肠风下行，恶疮，疥癣。

【用法用量】煮食，煎汤。

【食养方选】

1. 鸽 1 只，以土苏煎，含之咽汁，用于虚劳羸瘦、消渴。(参照《食医心镜》)

2. 鸽 1 只，党参、红枣、山药、枸杞子各 15g，同放于砂锅中，小火炖至酥烂，加入味精，淋麻油，用于大病初愈，体质虚弱，症见头晕眼花、四肢无力等。(参照《中国食疗本草新编》)

【使用注意】鸽肉不宜多食。

鹌鹑 (《食经》)

【基原】雉科鹌鹑属动物鹌鹑 *Coturnix coturnix*（L.）的肉或去羽毛及内脏的全体。

【别名】赤喉鹑、红面鹌鹑、鹑。

【性味归经】甘，平。归大肠、心、肝、肺、肾经。

【功效】益中气，止泻痢，壮筋骨。

【应用】脾虚泻痢，小儿疳积，风湿痹证，咳嗽。

【用法用量】煮食，煎汤，烧存性研末。

【食养方选】

1. 鹌鹑 2 只，粳米 100g，鹌鹑切块与姜丝、粳米等同煮成粥，调味，可健脾补中，用于脾胃虚弱，症见食欲不振、泄泻等。(参照《中国食疗本草新编》)

2. 鹌鹑 1 只，赤小豆 15g，生姜 3 片，水煎服，可健脾止泻，用于腹泻、痢疾。(参照《山东药用动物》)

【使用注意】《食疗本草》记载"不可共猪肉食之，令人多生疮""四月以后及八月以前鹑肉不可食"。老年人不宜多食。

五、畜肉类

牛肉 (《名医别录》)

【基原】牛科动物黄牛 *Bos taurus domesticus* Gmelin 或水牛 *Bubalus bubalis* L. 的肉。

【别名】水牛肉、黄牛肉。

【性味归经】水牛肉：甘，凉。黄牛肉：甘，温。归脾、胃经。

【功效】补脾胃，益气血，强筋骨。

【应用】脾胃虚弱，气血不足，虚劳羸瘦，消渴，吐泻，痞积，水肿，腰膝酸软。

【用法用量】煮食，煎汤，或入丸。

【食养方选】

1. 牛肉 500g，牛肉蒸烂，空心切，调味食用，可健脾利水，用于老人水气病，症见四肢肿闷沉重、喘息不安等。（参照《安老怀幼书》水牛方）

2. 牛肉 1.5kg，胡椒 15g，荜茇 15g，陈皮 6g，草果 6g，砂仁 6g，高良姜 6g，生姜汁 500mL，葱汁 100mL，食盐 120g，中药打粉后，与牛肉粒拌匀，腌制 2 日，焙干做脯，可温中健脾，用于脾胃久冷，不思饮食。（参照《饮膳正要》牛肉脯）

【使用注意】禁食自死、病死的牛肉。

附录：

牛肚 （《食疗本草》）

【基原】牛科动物黄牛 *Bos taurus domesticus* Gmelin 或水牛 *Bubalus bubalis* L. 的胃。

【别名】牛百叶、牛脆。

【性味归经】甘，温。归脾、胃经。

【功效】补虚羸，健脾胃。

【应用】病后虚羸，气血不足，消渴，风眩，水肿。

【用法用量】煮食。

【食养方选】

1. 牛肚 250g，黄芪 30g，炖食，用于脾胃气虚，症见消化不良、气短乏力、食后腹胀等。（参照《中国药膳学》）

2. 牛肚 250g，薏苡仁 120g，煮粥食用，用于脾虚湿盛，症见食少、便溏等。（参照《中医药膳学》）

【使用注意】禁食自死、病死的牛肚。

猪肉 （《本草经集注》）

【基原】猪科动物猪 *Sus scrofa domestica* Brisson 的肉。

【别名】豕肉、豚肉、彘肉。

【性味归经】甘、咸，平。归脾、胃、肾经。

【功效】补肾滋阴，养血润燥，益气，消肿。

【应用】肾虚羸瘦，血燥津枯，消渴，燥咳，便秘，虚肿。

【用法用量】煮食，煮粥。

【食养方选】

1. 半肥瘦猪肉 500g，猪肉切小块，急火煮汤，可滋液润燥，急救津液，用于温热病火热已衰，津液不能回者。（参照《温热经纬》猪肉增液汤）

2. 猪瘦肉片 250g，黄芪 30g，红枣 10 枚（去核），上述各物加调味品共炖，至肉质酥烂，分 2 次趁热食肉、枣，喝汤，可补气养血，用于气血两虚，身体瘦弱，贫血及病毒性心肌炎后期治疗。（参照《中国食疗本草新编》）

【使用注意】湿热、痰滞内蕴者慎服。猪肉含脂肪和胆固醇较高，过多食用容易引起心血管疾病。

附录：

猪心 (《名医别录》)

【基原】猪科动物猪 *Sus scrofa domestica* Brisson 的心脏。

【别名】豕心、豚心、彘心。

【性味归经】甘、咸，平。归心经。

【功效】补血养心，安神镇惊。

【应用】失眠多梦，精神恍惚，心血不足，心虚多汗，自汗，惊悸怔忡，精神分裂，癫痫，癔症等。

【用法用量】煮食，或入丸剂。

【食养方选】

1. 猪心1个，人参10g，当归10g，中药纳入猪心中煮熟，去药食心，可益气养心，用于心虚多汗，不寐。（参照《证治要诀》）

2. 猪心1个，煮熟，调味做羹食之，可养心安神，用于产后中风，血气壅滞，惊邪忧恚。（参照《食医心镜》猪心羹方）

【使用注意】猪心忌吴茱萸。高胆固醇血症者忌食。

猪肝 (《备急千金要方》)

【基原】猪科动物猪 *Sus scrofa domestica* Brisson 的肝脏。

【别名】豕肝、豚肝、彘肝。

【性味归经】甘、苦，温。归脾、胃、肝经。

【功效】养肝明目，补气健脾。

【应用】面色萎黄，缺铁性贫血，视物模糊不清，雀目，眼睛干燥，小儿疳积，四肢浮肿，久痢脱肛，带下等。

【用法用量】煮食，煎汤，入丸散。

【食养方选】

1. 猪肝1具，鸡子1个，上以豉汁中煮做羹，临熟打破鸡子，投在内食之，可养肝明目，用于肝脏虚弱，远视无力。（参照《太平圣惠方》猪肝羹）

2. 猪肝1斤。薄起于瓦上，令极干，上捣为末，煮白粥，绞取汁，和之，手丸如梧桐子大，空心饭饮下三十九，可补气健脾，用于脾胃气虚，食则呕出。（参照《食医心鉴》猪肝丸）

【使用注意】猪肝不宜与鲫鱼同食。患有高血压、冠心病、肥胖症及血脂高的人忌食猪肝。有病而变色或有结节的猪肝忌食。

猪肚 (《本草经集注》)

【基原】猪科动物猪 *Sus scrofa domestica* Brisson 的胃。

【别名】猪胃。

【性味归经】甘，温。归脾、胃经。

【功效】补虚损，健脾胃。

【应用】咳嗽，心下痛，水泻，鼓胀，水肿等。

【用法用量】煮食，煎汤，或入丸剂。

【食养方选】

1. 猪肚 1 个，莲子 30g，红枣 30g，肉桂 3g，小茴香 3g，白糯米 1 合，猪肚洗净入药煮烂，可温中健脾，用于脾寒而痛，痛在心下左右。(参照《串雅外编》莲花肚)

2. 猪肚 1 个，糯米 500g，糯米洗净纳入猪肚，用绳扎紧，加调味品炖至酥烂，捞出猪肚，倒出糯米后继续烹煮，趁热食肚喝汤，糯米晒干捣碎煮粥食，可健脾补虚，用于脾胃不健、自汗、盗汗。(参照《中国食疗本草新编》)

【使用注意】外感未清、胸腹痞胀者，均忌服。

猪肾 (《名医别录》)

【基原】猪科动物猪 *Sus scrofa domestica* Brisson 的肾脏。

【别名】猪腰子。

【性味归经】咸，平。归肾经。

【功效】补肾益阴，利水。

【应用】肾虚耳聋，遗精盗汗，腰痛，产后虚羸，身面浮肿。

【用法用量】煎汤，煮食。

【食养方选】

1. 猪肾 1 对，人参 0.6g，防风 0.3g，粳米煮粥至半熟，猪肾处置切薄片，淡盐腌制后投入粥中，慢火煮熟，可补肾聪耳，用于老人久患耳聋。(参照《遵生八笺》猪肾粥)

2. 猪肾 1 具，香豉、粳米、葱白各 1 斗，上四味加水共煮，用于产后褥劳，症见虚羸喘乏、乍寒乍热、病如疟状。(参照《备急千金要方》猪肾汤)

【使用注意】猪肾不可久食。不与吴茱萸、白花菜合食。

羊肉 (《本草经集注》)

【基原】牛科动物山羊 *Capra hircus* L. 或绵羊 *Ovis arise* L. 的肉。

【别名】羖肉、羝肉、羯肉。

【性味归经】甘，热。归脾、胃、肾经。

【功效】温中健脾，补肾壮阳，益气养血。

【应用】脾胃虚寒，食少反胃，泻痢；肾阳不足，气血亏虚，虚劳羸瘦，腰膝酸软，阳痿，寒疝，产后虚羸少气，缺乳。

【用法用量】煮食，煎汤。

【食养方选】

1. 羊肉 300g，草果 5 个，大麦 50g，羊肉与草果共煮，取汁与大麦熬熟，加入羊肉调味，可温中下气、壮脾胃、止烦渴、破冷气、去腹胀。(参照《饮膳正要》大麦汤)

2. 羊肉 50g，当归 9g，生姜 15g，共煮，可温中养血、祛寒止痛，用于产后腹中疞痛，以及腹中寒疝、虚劳不足。(参照《金匮要略》当归生姜羊肉汤)

3. 羊肉 120g，羊肺 1 具，二物洗净切块，与盐、豉同煮成羹，用于下焦虚冷，小便频数。(参照《食医心镜》)

【使用注意】外感时邪或有宿热者禁服。孕妇不宜多食。

兔肉 (《名医别录》)

【基原】兔科动物东北兔 *Lepus mandschuricus* Radde、华南兔 *Lepus sinensis* Gray、家兔 *Oryctolagus cuniculus domesticus*（Gmelin）、蒙古兔 *Lepus tolai* Pallas 及高原兔 *Lepus oiostolus* Hodgson 等的肉。

【别名】长毛兔、粗毛兔、跳猫。

【性味归经】甘，寒。归脾、肝、大肠经。

【功效】健脾补中，凉血解毒。

【应用】胃热消渴，反胃吐食，肠热便秘，肠风便血，湿热痹，丹毒。

【用法用量】炖，炒，煮，红烧，煮羹。

【食养方选】

1. 兔肉 500g，党参 15g，黄芪 20g，大枣 5 枚，加调味品同炖，饮汤食肉，用于脾胃虚弱，症见饮食减少、体倦乏力等。（参照《食物性能歌括》）

2. 兔肉 100g，荸荠 100g，香菇 15g，粳米 100g，共煮为粥，用于病后体弱，症见羸瘦、食欲不振，以及高血压、糖尿病等。（参照《中国食疗本草新编》）

【使用注意】脾胃虚寒者不宜服用。

鹿肉 (《名医别录》)

【基原】鹿科动物梅花鹿 *Cervus nippon* Temminck 或马鹿 *Cervus elaphus* L. 的肉。

【别名】梅花鹿又名花鹿；马鹿又名八叉鹿，黄臀赤鹿。

【性味归经】甘，温。归脾、肾经。

【功效】助阳益气，养血祛风。

【应用】虚劳羸瘦，阳痿腰酸，中风口僻。

【用法用量】煮食，煎汤，熬膏。

【食养方选】

1. 鹿肉 500g，核桃仁 250g，二物同炒，调味焖煮至肉酥汁浓，用于虚劳羸瘦、腰酸膝软。（参照《中国食疗本草新编》）

2. 鹿肉 120~150g，肉苁蓉 30g，二物共煮，调味做羹，用于肾阳虚所致的阳痿、腰痛、畏寒等。（参照《食品的营养与食疗》）

【使用注意】素有痰热、胃中有火、阴虚火旺吐血者慎服。

六、水产类

蟹 (《神农本草经》)

【基原】方蟹科动物中华绒螯蟹 *Eriocheir sinensis* H. Milne-Edwards 和日本绒螯蟹 *Eriocheir japonicus*（de Haan）的肉和内脏。

【别名】郭索、螃蟹、毛蟹、稻蟹。

【性味归经】咸，寒。归肝、胃经。

【功效】清热，散瘀，消肿解毒。

【应用】湿热黄疸，产后瘀滞腹痛，筋骨损伤，痈肿疔毒，漆疮，烫伤。

【用法用量】酒浸，油炸，清蒸，煎汤，或作丸、散。

【食养方选】

1. 蟹9g，海马3g，研末黄酒冲服，用于腰痛、肢体麻木、瘫痪。（参照《食物性能歌括》）

2. 蟹250g，蟹洗净捣烂，以黄酒煨热，温浸20分钟，取汁，分多次服，并用其渣敷患处，可续筋活血、通行血脉，用于"骨节离脱"（脱臼）。（参照《食疗本草学》）

【使用注意】脾胃阳虚慎服。

对虾 （《本草纲目》）

【基原】对虾科动物中国对虾 *Penaeus chinensis*（Osbeck）［*Penacus orientalis* Kishinouye］、长毛对虾 *Penaeus penicillatus* Alcock、墨吉对虾 *Penaeus merguiensis* de Man、斑节对虾 *Penaeus monodon* Fabricius［*P. bubulus* Kubo；*P. tahitensis* Heller］等多种对虾的全体或肉。

【别名】海虾、大虾、明虾。

【性味归经】甘、咸，温。归肝、肾经。

【功效】补肾兴阳，滋阴熄风。

【应用】肾虚阳痿，阴虚风动，手足搐搦，中风半身不遂，乳疮，溃疡日久不敛。

【用法用量】炒食，煮粥，煮汤，制作虾酱，浸酒。

【食养方选】

1 对虾100g，将对虾浸酒中醉死后取出，炒食，用于肾虚阳痿。（参照《本草纲目拾遗》）

2 鲜对虾250g，黄酒50g，鲜对虾加入酒、盐等调味，武火蒸15分钟，用于产后妇女体虚乳少。（参照《膳食保健》）

【使用注意】阴虚火旺、疮肿及皮肤病患者忌食。

海参 （《食物本草》）

【基原】刺参科动物刺参 *Apostichopus japonicus*（Selenka）［*Stichopus japonicus* Selenka］、绿刺参 *Stichopus chloronotus* Brandt、花刺参 *Stichopus variegatus* Semper 去内脏的全体。

【别名】辽参、海男子。

【性味归经】甘、咸，温。归心、肾、肺经。

【功效】补肾益精，养血润燥，止血。

【应用】精血亏损，虚弱劳怯，阳痿，梦遗，小便频数，肠燥便秘，肺虚咳嗽咯血，肠风便血，外伤出血。

【用法用量】炒食，煮汤，蒸，入丸、散。

【食养方选】

1. 海参30g，冰糖适量，二物煮烂，可滋阴补虚，用于高血压、血管硬化。（参照《食物中药与便方》）

2. 海参、羊肉各适量，海参、羊肉切片，煮汤至熟，调味，用于肾虚阳痿、小便频数。（参照《中国药膳学》）

【使用注意】脾虚不运、外邪未尽者禁服。

乌贼鱼 （《名医别录》）

【基原】乌贼科动物无针乌贼 *Sepiella maindroni de* Rochebrune 或金乌贼 *Sepia esculenta* Hoyle

等乌贼的肉。

【别名】墨鱼、乌侧鱼、乌鱼。

【性味归经】咸，平。归肝、肾经。

【功效】养血滋阴。

【应用】血虚乳少、经闭，崩漏，带下。

【用法用量】炒，煎，煮，白灼。

【食养方选】

1. 乌贼鱼1只，桃仁10g，二物加酒煮汤食，可滋阴补血，用于妇女血虚经闭。（参照《陆川本草》）

2. 乌贼鱼肉60g，鹌鹑蛋2只，共煮，用于贫血头晕、经闭。（参照《曲池妇科》）

【使用注意】乌贼鱼肉属动风发物，故有皮肤病之人酌情忌食。

海蜇（《食物本草会纂》）

【基原】根口水母科动物海蜇 *Rhopilema esculenta* Kishinouye 及黄斑海蜇 *Rhopilema hispidum* Vanhoeffen 的口腕部。

【别名】石镜、水母、海折。

【性味归经】咸，平。归肝、肾、肺经。

【功效】清热平肝，化痰消积，润肠。

【应用】肺热咳嗽，痰热哮喘，食积痞胀，大便燥结，原发性高血压病。

【用法用量】煎汤，蒸食，煮食或生吃。

【食养方选】

1. 海蜇80g，荸荠100g，将海蜇切碎，荸荠去皮，同入锅内，加水煮熟，待水将干为好，除去海蜇，将荸荠分数次服食，用于小儿一切积滞。（参照《食疗本草学》）

2. 海蜇30g，荸荠4枚，共煮汤，用于阴虚痰热、大便燥结。（参照《绛雪园古方选注》雪羹汤）

【使用注意】海蜇生食难以消化，故不可过量。用时忌一切辛热发物。

石首鱼（《食性本草》）

【基原】石首鱼科动物大黄鱼 *Pseudosciaena crocea*（Rich.）或小黄鱼 *Pseudosciaena polyactis* Bleeker 的肉。

【别名】黄花鱼、石头鱼、黄瓜鱼。

【性味归经】甘，平。归脾、胃、肝、肾经。

【功效】益气健脾，补肾，明目，止痢。

【应用】病后、产后体弱，乳汁不足，肾虚腰痛，水肿，视物昏花，头痛，胃痛，泻痢。

【用法用量】蒸食，煮食，炖。

【食养方选】

1. 石首鱼加适量黄酒炖服，用于产后、病后体弱。（参照《海味营养与药用指南》）

2. 石首鱼1条，茶叶3g，杏仁3g，煮熟食用，用于头痛。（参照《常见药物动物》）

【使用注意】患风疾、痰疾及疮疡者慎服。

带鱼 (《本草从新》)

【基原】带鱼科动物带鱼 *Trichiurus haumela*（Forskal）的肉、磷、油。

【别名】鞭鱼、带柳、裙带鱼。

【性味归经】甘，平。归胃经。

【功效】补虚，解毒，止血。

【应用】病后体虚，产后乳汁不足，疮疖痈肿，外伤出血。

【用法用量】煎汤，炖服，蒸食其油，烧存性研末。

【食养方选】

1. 带鱼 500g，豆豉 6g，生姜 3 片，陈皮 3g，胡椒 1.5g，豆豉先煮汁，放入生姜、陈皮、胡椒，煮沸后放入带鱼至熟，用于脾胃虚寒所致的饮食减少。（参照《中国药膳学》）

2. 带鱼、糯米各适量，二物调味，蒸熟，用于病后体虚。（参照《海洋药物民间应用》）

【使用注意】带鱼古称发物，凡患有疥疮、湿疹等皮肤病或皮肤过敏体质者忌食。不宜多食。

牡蛎肉 (《本草拾遗》)

【基原】牡蛎科动物近江牡蛎 *Ostrea rivularis* Gould、长牡蛎 *O. gigas* Thunberg、大连湾牡蛎 *O. talienwhanensis* Grosse、密磷牡蛎 *O. denselamellosa* Lischke 等的肉。

【别名】蛎黄。

【性味归经】甘、咸，平。归心、肝经。

【功效】养血安神，软坚消肿。

【应用】烦热失眠，心神不安，瘰疬。

【用法用量】蒸，炒，煮粥，煎汤。

【食养方选】

1. 牡蛎肉 250g，瘦猪肉 100g，二物共煮调味，可滋阴补血，用于崩中漏下、赤白不止属肾阴虚型者。（参照《中医药膳学》）

2. 牡蛎肉、海带各适量，二物共煮调味，可软坚消肿，用于甲状腺肿大。（参照《中国饮食保健学》）

【使用注意】急、慢性皮肤病患者忌食。脾虚精滑者慎用。

文蛤肉 (《全国中草药汇编》)

【基原】帘蛤科动物文蛤 *Meretrix meretrix* Linnaeus 等的肉。

【别名】蛤蜊肉、海蛤肉。

【性味归经】咸，寒。归胃经。

【功效】润燥止渴，软坚消肿。

【应用】消渴，肺结核，阴虚盗汗，瘿瘤，瘰疬。

【用法用量】煮食，炒，炖。

【食养方选】

1. 文蛤肉放沸水中焯后捞出，炒韭菜，用于肺结核潮热、阴虚盗汗、颧红。（参照《中医药膳学》）

2. 文蛤肉 250g，百合 15g，玉竹 15g，山药 30g，加调料同炖食，用于口渴、痰热咳嗽、心烦、手足心热。（参照《食物性能歌括》）

【使用注意】阳虚体质和脾胃虚寒腹痛、泄泻者忌用。

鳝鱼 （《雷公炮炙论》)

【基原】合鳃科动物黄鳝 *Monopterus albus* （Zuiew) 的肉或全体。

【别名】黄鳝。

【性味归经】甘，温。归肝、脾、肾经。

【功效】益气血，补肝肾，强筋骨，祛风湿。

【应用】虚劳，疳积，阳痿，腰痛，腰膝酸软，风寒湿痹，产后淋漓，久痢脓血，痔瘘，臁疮。

【用法用量】煮食，捣肉为丸，煎汤，研末。外用切片贴敷。

【食养方选】

1. 鳝鱼 250g，冬虫夏草 3g，一同煮汤，用于虚劳咳嗽。（参照《常见药用动物》)

2. 鳝鱼 1 条，猪瘦肉 100g，黄芪 15g，同煮至肉熟，调味，用于气血虚弱，症见体倦乏力、心悸气短、头昏眼花等。（参照《中国药膳学》)

【使用注意】虚热及外感患者慎用。

鲫鱼 （《新修本草》)

【基原】鲤科动物鲫鱼 *Carassius auratus* （L.) 的肉或全体。

【别名】鲋、鲫瓜子。

【性味归经】甘，平。归脾、胃、大肠经。

【功效】健脾和胃，利水消肿，通血脉。

【应用】脾胃虚弱，纳少反胃，产后乳汁不行，痢疾，便血，水肿，痈肿，瘰疬，牙疳。

【用法用量】煮食，炖汤，煅研入丸、散。

【食养方选】

1. 鲫鱼 1 条，去鳞、鳃及内脏，清炖，用于气血两亏、产后乳少。（参照《中国药膳》)

2. 鲫鱼 500g，大蒜 1 头，胡椒、花椒、陈皮、砂仁、荜茇各 3g，将葱、酱、盐、花椒、蒜等放入鱼肚，煮熟做羹，用于慢性肾炎各型。（参照《中国药膳》)

【使用注意】鲫鱼不应和鹿肉、荠菜、猪肝、同时食用。不宜与厚朴、麦冬、天冬、猪肉、砂糖等同时食用。服异烟肼时不宜食用。

鲤鱼 （《神农本草经》)

【基原】鲤科动物鲤鱼 *Cyprinus carpio* L. 的肉或全体。

【别名】赤鲤鱼、鲤子、鲤拐子。

【性味归经】甘，平。归脾、肾、胃、胆经。

【功效】健脾和胃，利水下气，通乳，安胎。

【应用】胃痛，泄泻，水湿肿满，小便不利，脚气，胎动不安、妊娠水肿胀满、脚气，黄疸，咳嗽气逆，产后乳汁稀少。

【用法用量】清汤煮，清蒸，糖醋，煨。

【食养方选】

1. 鲤鱼 500g，赤小豆 50g，共煮熟烂，去滓饮汁，用于水病身肿。（参照《外台秘要》）

2. 鲤鱼 1 条，葱白 3 茎，鱼去鳞、鳃及内脏，洗净，葱白洗净，切段，二者加水同煮至鱼熟，空腹吃鱼喝汤，用于妊娠胎动不安，胸中满闷，食不下。（参照《食医心鉴》）

【使用注意】风热者慎服。

鳖肉 （《名医别录》）

【基原】鳖科动物中华鳖 *Trionyx sinensis*（Wiegmann）或山瑞鳖 *T. steindachneri* Siebenroch 的肉。

【别名】甲鱼、水鱼、团鱼。

【性味归经】甘，平。归肝、肾经。

【功效】滋阴补肾，清退虚热。

【应用】虚劳羸瘦，骨蒸痨热，久疟，久痢，崩漏，带下，癥瘕，瘰疬。

【用法用量】煮食，炖汤，红烧，入丸剂。

【食养方选】

1. 鳖肉加冰糖炖服，可滋阴补虚，用于阴虚诸损。（参照《本草备要》）

2. 鳖 1 只，去肝、肠，用猪油炖调味，用于久疟不愈。（参照《贵州省中医验方秘方》）

【使用注意】脾胃阳虚及孕妇慎服

龟肉 （《名医别录》）

【基原】龟科动物乌龟 *Chinemys reevesii*（Gray）的肉。

【别名】金龟、元绪。

【性味归经】甘、咸，平。归肺、肾经。

【功效】益阴补血。

【应用】劳热骨蒸，久嗽咯血，久疟，血痢，肠风下血，筋骨疼痛，老人尿频尿急。

【用法用量】煮食，炖汤，红烧，入丸、散。

【食养方选】

1. 龟肉、山药、枸杞子，文火清炖食，用于痨瘵骨蒸。（参照《中国饮食保健学》）

2. 龟肉、砂糖，炖食，用于泻痢及便血。（参照《普济方》）

【使用注意】胃有寒湿者忌服。

昆布 （《吴普本草》）

【基原】海带科（昆布科）植物昆布 *Laminaria japonica* Aresch. 及翅藻科植物黑昆布 *Ecklonia kurome* Okam.、裙带菜 *Undaria pinnatifida*（Harv.）Sur. 的叶状体。

【别名】海草、海马蔺、海带。

【性味归经】咸，寒。归肝、胃、肾经。

【功效】消痰软坚，利水退肿。

【应用】瘿瘤，瘰疬，脚气水肿，疝，噎膈。

【用法用量】煎汤，凉拌，研末入丸、散。

【食养方选】

1. 昆布 60g，煮食，用于瘿瘤。（参照《食物与治病》）

2. 昆布 45g，绿豆 90g，二物加适量冰糖，共煮至烂，用于预防高脂血症、高血压。（参照《中医药膳学》）

【食用注意】昆布性寒，脾胃虚寒者忌食。孕妇及哺乳期妇女忌食。

紫菜（《本草经集注》）

【基原】红毛菜科植物甘紫菜 *Porphyra tenera* Kjellm.、长紫菜 *Porphyra dentata* Kjellm. 和条斑紫菜 *Porphyra yezoensis* Ueda 等的叶状体。

【别名】索菜、子菜、乌菜。

【性味归经】甘、咸，寒。归肺、脾、膀胱经。

【功效】化痰软坚，利咽，止咳，养心除烦，利水除湿。

【应用】瘿瘤，咽喉肿痛，咳嗽，烦躁失眠，脚气，水肿，小便淋痛，泻痢。

【用法用量】煎汤，制饼。

【食养方选】

1. 紫菜 15g，加水煎汤服，或与猪肉同煮汤调味，用于瘿瘤、瘰疬。（参照《食疗宝典》）

2. 紫菜 30g，猪心 1 个，同煮至熟，用于失眠症。（参照《中医食疗学》）

【使用注意】素体脾胃虚寒、腹痛便溏者忌食。紫菜不可多食，多食可致腹胀。

燕窝（《本经逢原》）

【基原】雨燕科动物金丝燕 *Collocalia esculenta* L. 的唾液或唾液与绒羽等混合凝结所筑成的巢窝。

【别名】燕蔬菜、燕菜、燕根。

【性味归经】甘，平。归肺、胃、肾经。

【功效】养阴润肺，益气补中，化痰止咳。

【应用】久病虚损，肺痨咳嗽，痰喘，咯血，吐血，久痢，久疟，噎膈反胃，体弱遗精，小便频数。

【用法用量】煎汤，炖服。

【食养方选】

1. 燕窝 3g，西洋参 3g，燕窝泡发后，与西洋参隔水炖煮 3 小时，用于肺阴虚有热，症见干咳、咯血、潮热、盗汗等。（参照《强身食制》）

2. 燕窝 6g，银耳 9g，冰糖适量，二物泡发与冰糖隔水炖煮，用于肺结核。（参照《中国药膳大辞典》）

【使用注意】湿痰停滞及有表邪者慎服。

七、调味品

醋（《名医别录》）

【基原】用高粱、大米、大麦、小米、玉米等或低度白酒为原料酿制而成的含有乙酸的液体。亦有用食用冰醋酸加水和着色料配成，不加着色料即成白醋。

【别名】苦酒、醯、淳酢。

【性味归经】酸、甘，温。归肝、胃经。

【功效】散瘀消积，止血，安蛔，解毒。

【应用】产后血晕，癥瘕积聚，吐血，衄血，便血，虫积腹痛，鱼肉菜毒，痈肿疮毒。

【用法用量】煎汤，浸渍，拌制。

【食养方选】

1. 黑木耳40g，泡发洗净切碎，浸150mL醋中，用于妇女产后血虚体弱，症见手足麻木、抽搐等。（参照《中国食疗本草新编》）

2. 生姜捣烂，和米醋调食之，用于过食鱼腥、生冷水菜果实成积者。（参照《日华子本草》）

【使用注意】脾胃湿重、痿痹、筋脉拘挛者慎服。

白糖 （《本草纲目》）

【基原】禾本科植物甘蔗 Saccharum sinensis Roxb. 的茎汁经精制而成的乳白色结晶体。

【别名】石蜜、白霜糖。

【性味归经】甘，平。归脾、肺经。

【功效】和中缓急，生津润燥。

【应用】口干燥渴，肺燥咳嗽，中虚腹痛。

【用法用量】入汤和化。外用调敷。

【食养方选】

1. 乌梅煎水，加白糖，代茶饮，用于夏季烦热、汗出、口渴。（参照《中医药膳学》）

2. 大蒜剥瓣去膜，与白糖加水，隔水蒸1小时，用于气管炎久咳，咳黏液样痰。（参照《中国食疗本草新编》）

【使用注意】湿重中满者慎服。小儿勿多食。

附录：

红糖 （《随息居饮食谱》）

【基原】禾本科植物甘蔗 Saccharum sinensis Roxb. 的茎叶，经提取炼制而成的赤色结晶体。

【别名】赤砂糖、紫砂糖、黑砂糖。

【性味归经】甘，温。归肝、脾、胃经。

【功效】补脾缓肝，活血散瘀。

【应用】口干呕哕，产后恶露不行，虚羸寒热。

【用法用量】开水、酒或药汁冲服。外用化水涂，研敷。

【食养方选】

1. 红糖40g，生姜10g，加水煮沸，冲酒服，用于妇女寒证月经延期、量少、痛经、闭经。（参照《中国食疗本草新编》）

2. 红糖30g，荔枝干14个，荔枝除皮核，煮水加入红糖调服，用于气血两虚型荨麻疹。（参照《饮食治病精华》）

【食用注意】平素痰湿偏盛、肥胖症、消化不良之人忌食；糖尿病病人及龋齿者忌食。

茶叶 （《宝庆本草折衷》）

【基原】山茶科植物茶 Camellia sinensis（L.）O. Kuntze［Thea sinensis L.］的嫩叶或嫩芽。

【别名】苦茶、芽茶、茶芽。

【性味归经】苦、甘，凉。归心、肺、胃、肾经。

【功效】清头目，除烦渴，消食，化痰，利尿，解毒。

【应用】头痛，目昏，目赤，多睡善寐，感冒，心烦口渴，食积，等。

【用法用量】煎汤，入丸、散，沸水泡，炒菜。

【食养方选】

1. 干姜炒后研末，好茶研末，先以茶末煮汤，再调以干姜末饮服，用于脾胃失于和降所致的吐泻等症。（参照《圣济总录》姜茶散）

2. 细茶、乌梅各30g，共为丸，用于痢疾发热发渴。（参照《医鉴》仙梅丸）

【使用注意】脾胃虚寒者慎服。失眠及习惯性便秘者禁服。服人参、土茯苓及含铁药物者禁服。服使君子饮茶易致呃逆。过量易致呕吐、失眠等。

食盐 （《名医别录》）

【基原】海水或盐井、盐池、盐泉中的盐水经煎、晒而成的结晶体。

【别名】盐。

【性味归经】咸，寒。归胃、肾、大肠、小肠经。

【功效】涌吐，清火，凉血，解毒，软坚，杀虫，止痒。

【应用】食停上脘，心腹胀痛，胸中痰癖，二便不通，齿龈出血，喉痛，牙痛，目翳，疮疡，毒虫螫伤。

【用法用量】沸汤溶化；作催吐用9~18g，宜炒黄。外用炒热熨敷，水化点眼、漱口、洗疮。

【食养方选】

1. 盐一升，水三升，上二味，煮令盐消，分三服，当吐出食，便瘥，用于贪食、食多不消，症见心腹坚满痛等。（参照《金匮要略》）

2. 以盐汤吐，不吐撩出，治头痛如破，非中冷，又非中风，是胸膈中痰厥气上冲所致，名为厥头痛，吐则瘥。（参照《肘后备急方》）

【使用注意】咳嗽、口渴者慎服，水肿者忌服。

蜂蜜 （《本草纲目》）

【基原】蜜蜂科动物中华蜜蜂 *Apis cerana* Fabr. 或意大利蜜蜂 *Apis mellifera* L. 所酿的蜜糖。

【别名】石蜜、石饴、食蜜。

【性味归经】甘，平。归脾、胃、肺、大肠经。

【功效】调补脾胃，缓急止痛，润肺止咳，润肠通便，润肤生肌，解毒。

【应用】脘腹虚痛，肺燥咳嗽，肠燥便秘，目赤，口疮，溃疡不敛，风疹瘙痒，水火烫伤，手足皲裂。

【用法用量】冲调，入丸剂、膏剂。

【食养方选】

1. 阿胶6g，连根葱白3片，葱白加水煮沸，去葱入阿胶及蜂蜜至溶，用于养阴润燥、通大便。（参照《仁斋直指方》）

2. 鲜百合120g，加蜂蜜拌匀，蒸令软熟后服食，用于秋冬肺燥，症见咳嗽咽干、大便燥结、痰中带血、老人干咳等。（参照《太平圣惠方》）

【使用注意】痰湿内蕴、中满痞胀及大便不实者禁服。

麻油（《本草易读》）

【基原】胡麻科植物脂麻 *Sesamum indicum* L. 的种子榨取之脂肪油。

【别名】胡麻油、乌麻油、脂麻油。

【性味归经】甘，凉。归大肠经。

【功效】润肠通便，解毒生肌。

【应用】肠燥便秘、蛔虫、食积腹痛、疮肿、溃疡、疥癣、皮肤皲裂等。

【用法用量】生用，熬熟。

【食养方选】

1. 麻油 10mL，加白糖少许，用开水冲服，用于肠燥便秘。（参照《中国食疗大全》）

2. 麻油 25mL，蜂蜜 500g，鸡蛋 3 只，三物混匀隔水蒸熟，用于预防哮喘。（参照《中国食疗本草新编》）

【使用注意】脾虚便溏者忌食。

酒（《名医别录》）

【基原】用高粱、大麦、米、甘薯、玉米、葡萄等为原料酿制而成的饮料。

【别名】杜康，醍醐。

【性味归经】甘、苦、辛，温，有小毒。归心、肝、肺、胃经。

【功效】通血脉，御寒气，行药势。

【应用】风寒痹痛，筋脉挛急，胸痹，心痛，脘腹冷痛。

【用法用量】温饮，煎汤，浸药。外用涂搽，湿敷，漱口。

【食养方选】

1. 白酒 500mL，瓜蒌 15g，薤白 12g，三物共煮，可活血通络，用于胸痹。（参照《金匮要略》）

2. 黄酒 50g，花椒 2g，二物加水蒸 10 分钟，可温经止痛，用于寒性腹痛。（参照《中国食疗大全》）

【使用注意】阴虚、失血及湿热甚者禁服。

扫一扫，查阅
本章PPT等
数字资源

学习目标

通过本章的学习，学生能够掌握食物养生的基本原则，在三因制宜原则的指引下，提出对应的食物养生方案，并深刻理解中西医融合、生活习俗在食物养生里的关键作用。具体包括：掌握三因制宜原则，能够依据此原则制订并指导相应的食物养生方案；熟悉在中西融合原则指导下开展食物养生实践的基本思路与方法，具备一定的实践操作能力；了解膳食平衡和生活习俗在食物养生中的重要意义，认识到它们对养生实践的积极影响，并能将这些原则初步应用到实际养生实践中。

食物能够为机体提供丰富的营养物质，以维持基本的生命活动，是人类赖以生存的物质基础。药膳是在中医理论指导下，将中药或者具有类似中药效果的食物相结合，以纠正机体偏颇、维持阴阳平衡为目的而精心组合的特殊膳食。因此，了解药物与食物的不同性味、功效，并根据不同的环境条件进行调整是食物药膳的重要内容。其中，"三因制宜"（因时、因地、因人制宜）、中西医融合、平衡饮食的原则及生活习俗，都会对膳食结构产生一定的影响。正确认识并运用相应的原则进行药膳指导，才能更好地保持人体健康，预防疾病。

第一节　三因制宜

在追求健康生活的过程中，我们逐渐明白，食物养生并非普适策略，而是要契合个体所处的时间、空间及自身特质。接下来，让我们深入探索"三因制宜"这一食物养生原则，领略其在因时、因地、因人食养方面的独特智慧。

一、因时食养

（一）四季食物养生

中医理论认为"天人相应"，即人与自然是一个整体。顺时养生是四季养生的重要原则。《素问·上古天真论》言："法于阴阳，和于术数，食饮有节，起居有常，不妄作劳，故能形与神俱，而尽终其天年，度百岁乃去。"可见，饮食、起居、运动、房事等均应顺应天时而为之。其中，药膳作为养生的重要组成部分，其选材、烹制及菜品形式均应考虑四时变换和时令特点，这样才能更好地发挥强身健体、防病治病的功效。

1. 春季药膳食养　"春三月，此谓发陈，天地俱生，万物以荣"，春季阳气初升，生命萌发，万物复苏，欣欣向荣，呈现出一派"升发"之象。因此，春季养生以"生"为特点，须顾护人体阳气，使之不断生长升发，避免"伤阳"的行为。《素问·六节藏象论》云："肝者，为阳中之少阳，通于春气。"肝应春，因此，饮食上应以升补阳气为宜，可适量选用辛味或甘温之品以升发肝阳，如姜、肉桂、茴香、薤白等；同时，可搭配五谷、芥菜、油菜、菠菜等清淡甘味食物，防止升发太过，同时增补脾胃之气，以防木旺乘土。春季应避免食用山楂、乌梅、酸枣仁等酸味收敛之品。

2. 夏季药膳食养 "夏三月，此谓蕃秀，天地气交，万物华实"，夏季天气降而地气升，此时阳气盛隆，万物繁茂，呈现出一派"生长"之象。因此，夏季养生以"长"为特点，须固护人体阳气，避免损耗人体阳热之气的行为。《素问·六节藏象论》云："心者，为阳中之太阳，通于夏气。"夏应心，因此，可适量食用清凉之品以清心火，如薄荷、荷叶、绿豆、苦瓜等。另外，夏至以后为长夏，此时多暑邪夹湿，而脾喜燥恶湿，暑湿易困脾而致纳呆、食少、便溏等。因此，长夏养生可选择藿香、香薷、薏苡仁等芳香醒脾、燥湿健脾、清热祛湿的食物。

3. 秋季药膳食养 "秋三月，此谓容平，天气以急，地气以明"，秋季阳气收敛，万物成熟，气候逐渐干燥，因此，秋季养生应以秋"收"为特点，顾护人体阴气，减少损耗人体阴气的行为。《素问·六节藏象论》云："肺者，为阳中之太阴，通于秋气。"秋应肺，因此，可适量食用滋阴润燥之品以养肺，如银耳、芦根、甘蔗、梨、蜂蜜等。秋天宜收不宜散，因此，要"少辛增酸"，以助肺气收敛，可食用沙棘、乌梅、山楂等，以防肺气过盛而侮肝。另外，秋季转冬之时，天气多寒冷，此时应减少食用寒凉的药食，以防耗伤阳气。

4. 冬季药膳食养 "冬三月，此谓闭藏，水冰地坼，勿扰乎阳"，冬季天寒地冻，寒气笼地，千里冰封，阳气闭藏，万物蛰伏，呈现出一派"阴寒"之象。因此，冬季养生应掌握"藏"的特点。《素问·六节藏象论》云："肾者，为阴中之少阴，通于冬气。"冬应肾，因此，可适量食用牛肉、羊肉、黑木耳、黑米、龙眼肉等药食以温补肾阳，但应避免过于温燥，以免伤阴。

（二）节气与饮食调节

1. 立春至谷雨 立春时气温渐升，阳气始发，肝阳随之上升。因此，饮食上应选辛甘发散之品以应春季阳气初生的特点，避免酸味，佐以柔肝养肝、疏肝理气之品。雨水时节气候转暖，然风多物燥，常见皮肤、口舌干燥等现象，故应多吃新鲜蔬菜及多汁水果以补充人体水分。惊蛰天气未温，须以清淡食物或调补血气、健脾补肾之品以保阴潜阳，补益正气。春分节气昼夜寒暑平分，保健养生强调阴阳平衡，饮食忌偏热、偏寒、偏升、偏降，既要平抑肝阳，防止升发太过，又要疏肝理气，防止肝气郁结。清明时节，易内寒外热，肝郁气滞，饮食应以平肝气、养肝阴、祛风热、润肺燥为原则。谷雨为暮春时节，且初见夏热之象，易生火生湿，饮食亦应以降肝火、清湿热为主。

2. 立夏至大暑 立夏后天气渐热，夏季应心，宜选用祛暑益气、生津止渴、养阴清热之品以"顺心"。同时，食用性凉多汁的新鲜果蔬、适量饮水及清凉饮食，有助于清心火、宁心神、祛暑。小满、芒种之时，气温较为炎热，饮食应注重祛湿解暑。夏至时节心火当令，热而多汗，饮食应多食酸味以固表，多食咸味以补心，多清淡以护脾，少寒凉以防伤脾胃之阳，少食肥甘厚腻以防生中焦之湿热。小暑、大暑多为雨季，湿热交加，易困脾胃，因此饮食应选用味甘不滋腻、性寒不碍胃、利湿不伤阴之品。

3. 立秋至霜降 立秋时节标志着秋季的开始，天气逐渐转凉，阴长阳消，但仍较为闷热。饮食应少辛多酸，防止秋咳。可用山药健脾益气，消渴生津，补苦夏寒凉所伤之脾阳，也可选用补气养血而不滋腻之品"贴秋膘"。处暑时节，由热转凉，寒热交替时期，雨量渐少，燥气始生，饮食应以润肺健脾为原则，宜食清热安神之品，如银耳、百合、莲子、黄鱼、海带、海蜇、菠菜、糯米、芝麻等。也可选用有补肝益肾、清肺润燥、益气宽中、安神养心等功效之品。白露时节，天气转凉，昼夜温差较大，燥、寒之邪最易伤肺，饮食要以清淡、易消化且可养肺之品为主。秋分时节，秋风送爽，凉燥始生，饮食养生中也应遵循阴阳平衡、润燥温燥的原则。寒露节气的饮食调养应以养阴防燥，补益肝肾、润肺益胃为宜。霜降之时，已然深秋，寒邪来袭，饮食应偏向补肾阳、养心安神。

4. 立冬至大寒 立冬后天转寒冷，当以进补以御寒冬。民间常用人参、鹿茸、狗肉、羊肉及鸡鸭炖八珍或十全大补汤、膏剂等方式补冬。小雪节气前后，天气阴冷晦暗，人们的心情也会受其影响，易于诱发抑郁，此时可选用补心解郁、清肺止咳之品。大雪节气适合"进补"，可选用温补助阳、补肾壮骨、养阴益精之品。"气始于冬至"，冬至是进补佳期，饮食可以温补为主，加以气血双补、滋阴补阳等补益之品。小寒节气是一年中最冷的时期，精气深藏于内，气血相对较弱，饮食应以温阳、补气、养血、润燥、滋阴为原则进行"辨证施膳"。大寒时节可选用当归生姜羊肉汤等具有温中散寒、补虚益血、润肺通肠功效之品以达到温补的目的。

二、因地食养

（一）不同地域的饮食特色与养生

《素问·异法方宜论》言："东方之域，天地之所始生也，鱼盐之地，海滨傍水，其民食鱼而嗜咸，皆安其处，美其食，鱼者使人热中，盐者胜血，故其民皆黑色疏理，其病皆为痈疡，其治宜砭石。故砭石者，亦从东方来。"自古以来，我国东部地区多为平原沃野，临近海湖，气候潮湿，农业精耕细作，水产丰富。居民饮食口味多清淡微甜，重视鲜味。烹饪技法多样，饮食注重营养。尤其是以稻米为主，蔬菜及肉类丰富多样，烹调方式和技法精湛而多变。

我国西部地区地形复杂多样，高山盆地相间分布，自然资源丰富，地域差异明显。如四川大多为盆地地区，气候湿润，多雨多雾，因此当地人们喜食辛辣以祛体内湿气；青海、西藏等高海拔地区，其气候寒冷，这些地区的人们多食牛羊肉以御寒。主食方面，西部地区尤其是西北地区，以面食为主，羊肉串、馕、手抓饭等也是少数民族饮食文化的代表。

我国北方地形以平原和高原为主，气候寒冷，黄河流域以北小麦种植面积较大，农业精耕细作，小麦产量丰富，主食以面食为主；北方地区人们口味偏咸，偏爱炖煮，如东北铁锅炖。此外，北方饮食文化多样，喜食羊肉、豆制品及杂粮等。随着人们生活水平的日益提高，北部地区的人们饮食也逐渐发生变化，开始减少油腻辛辣食物的摄入，注重饮食健康。

我国南方地区温暖湿润，气候潮湿，雨水充沛，物产丰富，河流众多，水产丰富，农业发达。饮食方面，南方人以米饭为主食，菜肴种类丰富，注重色、香、味、形的搭配，烹饪口味多种多样，常烹饪鸡、鸭、鱼及应季蔬菜，总体口味清淡偏甜，尤其喜爱甜食，如糖水、糕点、水果等。

我国中部地区地势平坦，气候温和，寒热适宜，因其得天独厚的地理条件，故物产丰富，加之四方辐辏，食物种类繁多，人们饮食纷杂，生活安逸。饮食方面，主食以面食为主，口味平衡，融合南北元素，口味的平衡不仅体现在食材上，也体现在烹饪方法及饮食文化方面，菜肴主体味道咸鲜并重，以清淡为主，饮食文化多样，菜肴种类丰富，各种地方风味相互融合。

（二）地理环境对食材选择的影响

东方饮食以清热和清淡为原则，忌热性药食。因此，可选用荸荠、莲子、蟹、马齿苋、鱼腥草、梨、桑叶、薄荷、菊花、金银花等药食以清热，避免食用牛肉、牛肚、羊肉、肉桂、益智仁、高良姜、丁香等热性药食，以免热邪内聚。

西部地区人群多食肥甘厚味之物，过食肥甘厚味易对身体造成损害，因此西部地区的人们在养生方面应以健脾化湿为原则，可以选择健脾化湿及滋阴润燥的药食，如薏苡仁、芡实、白扁豆、玉竹、百合等。

我国北部地区相较于南方来说，气温偏低，气候干旱，易感受寒凉之气，因此药食选用应以温中理气为原则，避免寒性和阻碍气机的药食。山药、韭菜、洋葱、葱白、大蒜、蘑菇、牛肉、桂皮、生姜、茴香、丁香、肉桂、益智仁、高良姜、覆盆子等药物，既可以温中理气，又能减少脏腑虚寒，改善脏腑气机不畅，亦可加以选用。

南方地区地势低下，雨水较多，人们喜食豉、鲊、曲、酱等酸腐之物，此类食物易使体内生湿热，外加南方气候湿热，人们体内易患湿热内阻。因此，药食选择应以清热利湿和活血通络为原则，如绿豆、赤小豆、苦瓜、茄子、鱼腥草、橄榄、紫菜、海带、刀豆、白扁豆花、茯苓、淡竹叶、菊花等。

我国中部地区气候温和，寒热适宜，因此，中部地区人们在药食选择方面应以健脾化湿、调和气机为原则。玉米、薏苡仁、芡实、白扁豆、茯苓、橘等药食，都可起到健脾化湿、调和气机的作用，是不错的选择。

三、因人食养

（一）体质辨识与食物选择

1. 平和质药膳食养 平和质多因先天禀赋良好，后天调养得当，表现为精力充沛，体态适中，面色红润，脏腑功能强健，对自然环境和社会环境适应能力较强。因此，平和质食养遵循顺应四时、因时制宜的原则即可。春季宜升补，宜多食蔬菜及轻灵宣透、清凉平淡之品；夏季宜多食新鲜水果及清热解暑、清淡芳香之品；长夏宜用淡渗利湿之品以助脾气健运；秋季宜选用平性药食及濡润滋阴之品以防秋燥；冬季宜选温热助阳之品，以扶阳散寒。

2. 气虚质药膳食养 气虚质多由先天不足、后天失养或病后气亏所致，可见神疲乏力、气短懒言、语音低怯、肌肉松软、易出汗，多兼见面色萎黄或淡白，不耐受寒邪、风邪、暑邪而易感受外邪。气虚质可选用具有补气功效之谷物、蔬菜果品等重点培补脾气，注意避免补之太过，以防犯虚虚实实之戒。同时可选用山药、白扁豆等补脾益气之品，避免肥甘厚味之品以防滋腻，避免过食寒凉、辛辣之品以减轻脾胃负担。

3. 阳虚质药膳食养 阳虚质多因先天不足、后天劳倦等导致阳气不足，失于温煦，以畏寒肢冷为主要表现，常见面色㿠白、四肢不温、喜温热食物、精神不振、肌肉松软、不耐受寒邪、易感湿邪。调治阳虚质，可从脾肾入手，阳虚甚者当益气补火，但不可峻补，以免温阳太过，耗血伤津。另，阳虚日久，可阳损及阴，导致阴阳两虚，药食要阴阳双顾；补气亦可助阳，阳虚者可加补气之品以助温阳。

4. 气郁质药膳食养 气郁质多因长期情志失调或病后失养，致气机郁滞，脏腑功能失调。气郁质者多忧郁脆弱，敏感多疑，常见胸胁胀满、咽部有异物感、善太息、多数睡眠较差。气郁质调养多以疏肝解郁、补肝养血之品为首选，疏肝同时要柔肝。

5. 血瘀质药膳食养　血瘀质多因情绪抑郁、寒凉、气滞等导致周身气血不畅，以肤色晦暗、舌质紫暗等血瘀表现为主要特征。瘀血质常见面色晦暗，伴有局部刺痛或固定痛，女性痛经、闭经，舌色暗黑或有点、斑，舌下脉络紫暗或增粗。因此，血瘀质应多进食活血散瘀之品以畅通血脉，避免食用寒凉生冷等会加重血瘀的食物，也不宜食用肥甘厚腻或收涩之药食。

6. 阴虚质药膳食养　阴虚质多因热病伤阴或阴液亏少，呈现"干"和"热"的特征。阴虚质常见形体消瘦、手足心热、心中时烦、两颧潮红、口燥咽干，或阴虚盗汗、眩晕耳鸣、视物昏花等。因此，药膳要以滋补肾阴、壮水制火为原则，应选用滋补肝肾之阴的药食以滋阴清虚热，避免温燥伤阴之品。

7. 痰湿质药膳食养　痰湿质多因过食肥甘或病后水湿停聚而致痰湿凝聚，以腹部肥满、口黏苔腻等为主要表现，常表现为形体肥胖、多汗且黏、身重如裹、胸脘满闷、咳喘痰多、关节疼痛重着，或妇女白带过多等。痰湿质食养要以健脾利湿为原则，兼以化痰泄浊，避免肥甘厚腻、收涩寒凉之品。

8. 湿热质药膳食养　湿热质多因先天禀赋或久居湿地，或过食肥腻辛辣，或气郁化火等导致湿热内蕴，常表现为身重困倦、面色晦暗、口苦口干、大便黏滞不畅，男性易阴囊潮湿，女性易带下色黄增多。湿热质食养应选用清热祛湿、甘淡苦寒之品，避免肥甘厚腻及辛辣燥烈之品，以防湿热内生。

9. 血虚质药膳食养　血虚质多因失血过多，或久病耗伤，或气血生化不足所致，常见面色萎黄或淡白，眼睑、口唇、爪甲、舌色淡白，头晕、心悸、失眠多梦，伴见周身无力、神疲懒言等。女性多有月经量少、经期延后甚至闭经等情况。血虚饮食应以健脾养肝为原则，选用益气生血之品。

10. 特禀体质　特禀体质多因先天禀赋而易出现过敏反应，常见无明显诱因或接触花粉、毛发、特殊药物食物或化工产品后出现持续鼻塞、打喷嚏、流涕等。特禀质食养应顺应四时，益气固表，避免接触致敏物质，饮食宜清淡、均衡、粗细搭配适当。

（二）女性特殊时期的饮食养生

1. 月经期　月经是子宫内膜规律性、周期性出血的一种生理现象，一般以一个阴历月为一个周期。初潮多在 14 岁左右，绝经多在 49 岁左右。月经是肾气、天癸、冲任、气血共同协调作用的结果，反映人体脏腑经络的精气盛衰及气血状态。月经期，在阳气的推动下，血海满溢，胞宫泻而不藏，经血下泄；经后期，阴血不足，胞宫藏而不泻，肾精封藏蓄养，阴血渐生；经间期，经血渐充，气血旺盛。由此可见，月经期应以疏肝理气、和血调经为重，可选用益母草、当归等；经后期应以滋阴养血为重，可选用熟地、阿胶等；经间期应以梳理冲任气血为重，可选用玫瑰花等。

2. 围绝经期　围绝经期是指妇女绝经前后的一段时期，此时经气渐衰，天癸渐竭，冲任亏虚，精血不足，脏腑失养，阴阳失衡，常见烦躁易怒、头晕目眩、手足心热、月经紊乱。因此，应根据患者情况，肾阴虚者滋养肾阴，肾阳虚者温补肾阳。

3. 妊娠期　妊娠期是从受孕至胎儿分娩的时期。孕后母体阴血聚养胎儿，易致阴血偏虚，阳气偏亢，甚至气机逆乱。随着胎儿的长大，胎体影响气机升降，易气滞痰郁。因此，妊娠期的食养要坚持食养和安胎并举。通过健脾补肾以养气血精津液，清热养血顾护胎元，避免使用峻下、活血化瘀、耗气之品。

第二节 中西融合

中医食养传承千年，依托阴阳、五行等理论，依据食物特性调养人体，以达"阴平阳秘"，理念源远流长。现代营养学伴随多学科发展而兴起，聚焦食物营养成分、人体需求及与健康的关联。二者虽分属不同体系，但均以饮食守护健康，又在理论根基和侧重点等方面各有千秋。如今，将二者有机融合，已成为食物养生的新趋势。接下来就让我们深入探究这一中西整合的智慧。

一、中医食养

中医食养是在中医药理论的指导下，总结了历朝历代在食疗营养方面的宝贵经验而形成的。它对食物功效的认识是建立在阴阳学说、五行学说等中医基础理论的基础上的，根据食物的来源、形态、食用后人体的感受等对食物进行区分，并对其四气五味及归经加以总结，通过"扶正"和"纠偏"，使人体达到"阴平阳秘"的健康状态。

《黄帝内经》中已有"食养"的概念。《素问·五常政大论》提出："大毒治病，十去其六……谷肉果菜，食养尽之；无使过之，伤其正也。"这是对"食养"这一概念的最早记录。另外，《素问·上古天真论》及《素问·至真要大论》还分别提出了"饮食有节""以平为期"的养生观。张仲景在《金匮要略·禽兽鱼虫禁忌并治》中提出："凡饮食滋味，以养于生，食之有妨，反能为害。"食物是营养物质的来源，合理的饮食是维持人体生长、发育不可缺少的条件。中医历来强调饮食调养，重视饮食的养生保健作用，认为"食治则身治"。饮食调理得当，则可使机体得以健康，亦可预防疾病的发生与发展，这是中医学"治未病"思想的具体体现。

（一）中医食养的特点

1. 体质学说和"治未病"学说是中医食养的理论依据 体质学说作为中医学的核心内容之一，强调人体体质与健康状态之间的密切关系，它不仅是一种理论框架，更是指导人们进行饮食养生的重要指南。治未病理论旨在通过预防疾病的发生来实现健康的长远目标。将体质学说和"治未病"思想有机地结合起来，体现了中医整体辨证论治思想和个体化养生保健理念，是"三因制宜"中"因人施治"在预防和营养医学领域的具体运用。

2. 中医食养注重食材学 食材学是在体质、治未病理论基础上的具体运用，从食材的起源、发展、功效和应用等方面，指导人们根据自身体质特点合理选择膳食，改变盲目的食疗和食补习惯。"食材学"是一门以自然为基础的学科，遵循"治未病"思想。它根据食材对脏腑、气血、阴阳的选择性作用及气味等因素，来调节人体的脏腑功能、气血状态和阴阳平衡。通过合理选择和应用食材，不仅可以增强未病脏腑的功能，增强机体抵御外邪的能力，还能唤醒已病脏腑的活力，提高自身的康复能力。

（二）中医食养、食疗与药膳

中医食养、食疗与药膳在中医理论中均占有重要地位，它们之间虽有一定的联系，但在食材构成、食用目的及适用人群等方面存在明显的不同。

1. 食材构成 食养主要通过日常食物来养生，这些食物通常是人们日常饮食中的常见食材，如五谷杂粮、蔬菜水果等。食养强调的是通过均衡饮食来达到养生的目的。食疗则是利用食物本身的药理作用，通过不同的烹饪方法来治疗疾病或调理身体，食疗中的食物往往具有特定的药用价值，如某些食材具有清热、解毒、润肺等功效。药膳则是食品与药品的混合物，它结合了中药和具有药用价值的食物，通过特定的配伍和烹饪方法制成。药膳的制作需要遵循中医药理论，以达到保健或治疗疾病的目的。

2. 使用目的及适用人群　食养的主要目的是通过日常饮食来调养身体，增强体质，预防疾病，以达到长寿、健康、强壮的目的，适用于各个年龄段的人群，特别是健康人群和亚健康人群。

食疗的主要目的是利用食物的药理作用来治疗疾病或调理身体，通常适用于病情较轻的患者或亚健康人群，通过食疗可以缓解症状、促进康复。

药膳的使用目的既包括保健又包括治病。保健药膳通过调养作用来实现延寿、健康、美容、补益和调理的效果，治病药膳则针对特定的疾病或症状进行配伍和治疗。药膳的使用对象相对灵活，既适用于健康人群和亚健康人群的保健调养，又适用于特定疾病患者的治疗。

二、现代营养学

在 18 世纪中叶以前，西方世界已经形成大量关于膳食、营养与健康的关系的观点和学说，但这些认识多基于表面的感性经验积累，缺乏对事物全面和本质的认识。随着生物化学、微生物学、生理学、医学等学科突飞猛进的发展，才开始有了现代意义的营养学研究。西医学中的营养科学是一个新的研究领域，即以生物化学、现代医学为基础的现代营养学，主要研究食物中营养物质的含量、生理作用及其与疾病预防、治疗的关系。

现代营养学从不同的维度进行分类，可分为食物营养、人体营养和公共营养三大领域，或者分为基础营养、食物营养、公共营养、特殊人群营养和临床营养这五大领域。

根据现代营养学理论，食品是人类生命活动的物质基础，食品中包含着多种营养成分，这些营养成分被称为营养素。营养素是一种重要的物质，它可以用来维持人体的正常的生理功能和健康，帮助我们维持一个良好的身体状态。人体需要的营养素种类众多，根据化学性质和生理作用大致可以分为七大类：蛋白质、脂肪、碳水化合物、矿物质、膳食纤维、维生素和水。根据人体对各种营养素的需求量或体内含量的多少，可将营养素分为宏量营养素和微量营养素。人体内的蛋白质、脂类和碳水化合物可在体内通过氧化降解，从而能够提供身体所需的能量，因此也被称作三大产能营养素。营养物质具有供给能量，促进生长，组织构造与修复等重要生理作用。

（一）蛋白质

蛋白质是构成机体组织器官的重要成分，人体各组织器官均含有蛋白质。按化学组成可分为单纯蛋白质和结合蛋白质；按形状可分为纤维状蛋白和球状蛋白；按营养价值可分为完全蛋白、半完全蛋白和不完全蛋白。它的主要功能包括构成和修复人体组织、调节生理功能及供给人体能量。组成蛋白质的基本单位是氨基酸，共有 20 多种，其中有 8 种为人体必需氨基酸。

（二）脂肪

脂肪是人类必需的营养素，主要分为饱和脂肪、不饱和脂肪和反式脂肪。它的主要功能为能量储存和供能，保护内脏、维持体温及促进脂溶性维生素的吸收。

（三）碳水化合物

碳水化合物是生命细胞结构的主要成分及主要功能物质，并有调节细胞活动的重要功能。主要包括单糖（葡萄糖、果糖）、双糖（蔗糖、乳糖）和多糖（淀粉、纤维素）。其主要功能是供给和储备能量、构成组织及重要生命物质、节约蛋白质作用、抗生酮作用、解毒作用和增强肠道功能。

（四）矿物质

人体是由多种元素组成的。除碳、氢、氧、氮构成蛋白质、脂类、碳水化合物、维生素等有机化合物及水外，其余元素统称为矿物质。矿物质分为常量元素（钙、磷、钾、钠、镁、氯、硫）和微量元素（铁、锌、硒、碘等）。矿物质是构成人体组织的重要成分，对于维持骨骼健康、肌肉收缩、神经传导等生理功能至关重要。

（五）维生素

维生素是维持机体生命活动所必需的一类低分子有机化合物。根据维生素的溶解性，主要将其分为脂溶性维生素和水溶性维生素两大类，脂溶性维生素包括维生素 A、维生素 D、维生素 E、维生素 K；水溶性维生素包括 B 族维生素和维生素 C，体内不能贮存。维生素是人体必需的微量营养物质，对于维持正常生理功能和免疫系统健康至关重要，不同类型的维生素在体内发挥着不同的重要功能，如维生素 A 维持正常视觉、维持皮肤黏膜结构的完整性、维持正常免疫功能、促进生长发育；维生素 D 能促进小肠对钙的吸收、促进软骨及牙齿的矿化作用；维生素 E 具有抗氧化、预防动脉粥样硬化的作用；维生素 B1 维持神经肌肉特别是心肌的正常功能、促进胃肠蠕动，也参与核酸和蛋白质的合成及同型半胱氨酸代谢等。

（六）水

水是人体必需的重要营养素，也是人体内含量最多的成分，成年男性体内水量约为体重的59%，女性约为50%。水是人体细胞的主要成分，参与体内各种生化反应，维持体温，协助营养物质和代谢产物的运输，并促进代谢废物的排出。

（七）膳食纤维

膳食纤维是一类存在于食物中、无法被人体吸收的特殊碳水化合物，可分为可溶性纤维和不溶性纤维。膳食纤维有助于改善肠道菌群，促进肠道健康，同时还能增加粪便体积，预防便秘，降低胆固醇水平，有助于控制体重和血糖水平。

三、中西医食养结合点

（一）中医食养与现代营养学的异同

中医饮食养生学与现代营养学分属于两个不同的医学体系。它们各具自身特色和优势，且在多个方面存在异同。

二者的共同之处在于都旨在通过饮食来改善和维护人类健康，强调饮食对人体健康的重要性，均注重平衡。中医食养强调阴阳平衡、五行调和，而现代营养学则注重营养素的平衡摄入，两者都追求通过合理的饮食来实现身体的和谐与健康。

两者的不同之处主要体现在理论基础、研究方法及侧重点上的不同。中医食养以中医理论为基础，包括阴阳五行、脏腑经络、气血津液等理论。它认为食物不仅具有营养价值，还具有药理作用，能够调理身体、预防疾病。现代营养学基于生物化学和生理学原理，主要研究食物中的营养成分及这些成分在人体内的代谢和作用机制。中医食养注重整体观念和辨证施治，强调根据个人体质、季节变化、疾病状态等因素进行个性化饮食调理，它采用望闻问切等中医诊断方法，结合食物的四性五味进行食疗。现代营养学采用科学实验和数据分析的方法，通过膳食调查、营养素分析、人体实验等手段来研究食物与人体健康的关系，注重对营养素进行量化分析并给予科学指导，进而制定出膳食指南和营养标准。

（二）中医食养与现代营养学融合的意义

1. 食物选择上的优势互补 中医食养理论注重食物的性味特点，而现代营养学则关注食物的营养成分含量。二者结合可以在食物选择上互为补充。例如，对于需要补充蛋白质的人群，现代营养学推荐食用鸡肉、鱼肉等作为优质蛋白质来源；而从中医角度看，鸡肉性温，具有温中益气的作用；鱼肉性平，有益气养血的功效。在选择食物时，可以根据个人体质和当下身体状况进行综合考量。

2. 饮食搭配上的科学合理 中医强调"五谷为养，五果为助，五畜为益，五菜为充"的饮食原则，这与现代营养学提倡的食物多样化不谋而合。例如，中医认为山药健脾益胃，搭配富含蛋白质的牛奶，既能满足营养需求，又符合中医的养生理念。

3. 季节饮食调理的协同作用 中医认为不同季节应食用相应的食物以顺应自然规律，现代营养学也发现人体在不同季节对营养素的需求会有所变化。例如，夏季炎热人体出汗多，需要补充更多的水分和矿物质，此时中医推荐食用清热解暑的绿豆、西瓜等，与现代营养学提倡的增加水分和电解质摄入相契合。

4. 特殊人群饮食调理的指导意义 对于孕妇、老年人、慢性病患者等特殊人群的饮食调理中医食养理论与现代营养学相结合更具指导意义。例如，孕妇在妊娠后期易出现气滞，可食用萝卜、芹菜等通气之品，同时要注意营养的全面性和均衡性。

（三）中医食养与营养学结合点

1. 顺应自然与科学膳食 中医强调天人合一，主张人与自然和谐共生。在此理念的指导下，现代人通过学习和应用现代医学的营养学知识，可以更好地顺应自然节奏，根据四季变换、气候变迁及个人体质的不同特点，制订更为科学合理的膳食计划。这种膳食计划不仅是为了满足生理需求，更是要追求一种健康的生活方式。

2. 五味调和与营养均衡 中医认为食物应各具其味，且达到五味（酸、苦、甘、辛、咸）的平衡。这种平衡不仅体现在味道上，更体现在营养素的均衡摄入方面。现代营养学也倡导均衡饮食，即各类营养素按比例摄取，以确保身体得到全面而充足的营养，这是预防疾病、维持身体正常功能的基础。

3. 个性化饮食方案 中医在体质辨识方面有独到见解，它通过望闻问切四诊合参，对个体的体质进行详细分析。将这一方法和现代医学的营养评估相结合，营养师们能够为每个人量身定制饮食方案，确保这些方案符合个人的特定营养需求，并针对不同体质人群提供相应的食疗建议。例如，对于糖尿病患者，中医推荐食用具有益气健脾作用的粗粮和蔬果，而西医则强调限制高糖高能量食物的摄入，二者结合可以选择低糖指数的碳水化合物和具有降糖作用的药食两用食材。

4. 健康烹饪方式 中医的烹饪方式以慢火细炖为主，推崇食物的原汁原味。同时，结合现代医学的营养学理论，我们可以减少烹饪过程中营养素的流失，从而提升食物的营养价值。例如，用蒸煮代替煎炸，既能保留食物的天然营养成分，又能避免因高温导致的营养素破坏。这样的烹饪方式不仅能够提高食物的营养价值，还有助于养成健康的饮食习惯。

5. 中西医结合食疗学研究不断深入 随着现代科学技术的发展，中西医结合食疗学的研究也在不断深入。通过生物化学、药理学、免疫学等多学科交叉研究，可以进一步阐释食物中各种成分对人体健康的影响机制，为中西医结合食疗提供科学依据。

食物养生需要综合考虑现代营养学的观点，制订科学、个性化的饮食方案，以达到养生保健的目的。将二者结合，相互取长补短，建立一个全新的食物养生学科，将是未来的发展方向。

第三节 平衡饮食

平衡饮食是通往食物养生的必由之路，其涵盖的基本原则，从食材的全面合理搭配，到进餐方式的科学把控，再到饮食口味的清淡调整，每一项都紧密关联着我们的身体健康。同时，由于不同年龄阶段人体的生理机能和营养需求大不相同，因此，依据年龄定制个性化饮食方案极为重要。接下来，我们将深入探讨平衡饮食的具体原则，以及各年龄段饮食需求的差异。

一、平衡膳食的基本原则

（一）全面膳食，合理搭配

全面膳食是平衡膳食的基础，合理搭配就是在全面膳食的基础上，注意各类食物所占的比例。每人每日的膳食应坚持以谷类为主，其中包含全谷物、杂豆和薯类；每天还需要摄入蔬菜水果、畜禽鱼蛋奶、豆类食物等，做到粗细搭配、荤素搭配、深浅搭配，以此满足机体的营养需求，并预防相关慢性病。

（二）合理进餐，健康体重

每日进食量应以食物供给能否满足一天的能量需求为衡量标准，每日摄入食物所提供的能量既不能超过也不能低于人体所需要的能量。要定时、定量、细嚼慢咽进餐，做到食不过量，维持能量平衡和营养素平衡，进而建立健康的饮食行为。各个年龄段的人群都应每天开展各种类型的身体活动，以增强体质，保持健康体重。

（三）多吃素菜，适量荤菜

蔬果、奶、豆类是平衡膳食的重要组成部分，需要保证每天都有新鲜蔬菜和水果的摄入，果汁不能代替鲜果；食用各种各样的奶制品，坚持天天饮奶，经常食用全谷物、大豆制品，适量食用坚果。鱼、禽、蛋类和瘦肉的摄入要适量，少食肥肉，少食烟熏和腌制等深加工肉制品；多数内脏产品的胆固醇含量偏高，建议不要过多食用；优先选择鱼类。

（四）清淡饮食，控糖限酒

应该培养清淡的饮食习惯，少摄入高盐、高油和油炸食品。推荐每日食盐摄入量不超过 5g，烹调油摄入量为 25~30g。控制添加糖的摄入量，对于儿童和青少年而言，建议不喝或少喝含糖饮料，少食高糖食物。孕妇、乳母、儿童青少年，以及慢性病患者等特殊人群不宜饮酒，成年人每天饮用的酒精量男性不超过 25g，女性不超过 15g。

（五）食饮有节，足量饮水

合理安排一日三餐，做到食饮有节，即有节制、适时适量。每天吃早餐，以保证营养充足，三餐中每餐的间隔时间为 4~6 小时。不偏食挑食，不暴饮暴食，不过度节食，尽量在家就餐，食用零食的量不宜多。不要等到口渴了再饮水，每天应主动、足量饮水，少量多次，推荐饮用白水或茶水，少喝或不喝含糖饮料。

（六）会烹会选，饮食卫生

认识食物和会挑选食物是健康生活的第一步。在选择食物时要有健康理念，优选当地、当季且富有营养的食物，然后根据食物特点、个人饮食习惯等，确定适当的烹调方法，多用蒸、煮、炒，少用煎、炸。在外就餐时，要不忘适量与平衡。食物要新鲜清洁，不食用野生动物，提倡熟食，尤其是肉类，必须熟透后再食用，防止食源性疾病。

二、不同年龄阶段的饮食需求

中医学强调因人制宜，由于个体存在年龄差异，所以食物养生不可一概而论。例如，小儿形气未充，饮食原料不宜大寒大热；儿童、青少年脏腑娇嫩，生机旺盛，饮食原料应注意多样化、营养丰富且易于消化；中年人各脏腑组织器官处于鼎盛时期，功能旺盛，宜选用健脾、补肾、疏肝之品，以强身健体、防治早衰；老年人五脏功能皆衰，尤其是肾气亏虚、脾胃功能减退，食养尤其要注意补脾益肾。在生命的各年龄阶段，脏腑、经络、气血盈亏的情况是不同的，对食物的需求也不尽相同，因此应采取相应的食养方案。

（一）婴幼儿饮食需求

婴幼儿指 0~3 周岁阶段。6 月龄内宜纯母乳喂养，4~6 月龄可合理添加软、碎、烂、细且品种多样的辅食，并尽量减少糖和盐的摄入。12 月龄后婴儿进入幼儿期，咀嚼能力和脾胃功能有所增强，可以食用近似成人的食物，除每日三餐外，还应保持进食 1~2 次乳类食品，辅食可选择软米饭、面条、鸡蛋、鱼、豆腐、水果、肉末、碎菜等，以保证营养全面，满足身体生长发育的需求。

（二）儿童和青少年饮食需求

儿童和青少年是指 4~18 周岁阶段。此年龄段人体生长发育迅速，脏腑功能增强，但脏腑组织器官及精气血津液仍相对不足，故应平衡膳食，固护机体正气，全面合理地摄取营养。饮食以谷类为主，肉类、蛋奶、蔬果为辅，合理搭配，特别要注意蛋白质和热能的补充。不宜食用油炸、烧烤、肥甘黏腻及生冷之品，避免偏食挑食或暴饮暴食。

（三）青年人饮食需求

青年人是指 18~44 周岁的人群。此年龄段人群精力充沛，脾胃功能旺盛，气血充盈，食欲佳，是一生中身体最为强壮和健康的年龄段。平时生活中应注意食饮有节，食宜清淡，可多食杂粮，适当增加奶类、豆制品等优质蛋白的摄入，不可偏食，忌暴饮暴食、膏粱厚味。从事脑力劳动的青年人可适当增加食用健脑益智的食物，如坚果、深海鱼类等。

（四）中年人饮食需求

中年是指 45~59 周岁的成年人。中年人虽气血旺盛，但消耗较大，饮食应荤素搭配，保证营养全面充足。在中年晚期，人们的脏腑功能开始衰退，特别是肾气开始出现亏虚，脾胃消化功能下降，故在饮食上应首选补肝肾、健脾胃的食物，如木耳、黑豆、山药等，多吃易消化的鱼类，适当增加新鲜蔬果的摄入，减少糖、盐的摄入。中年人脂肪组织逐渐增加，肌肉组织相对减少，故应将体重控制在标准范围内，可多食用芹菜、玉米、荞麦等膳食纤维含量高的食物，以控制热量的摄入。

（五）老年人饮食需求

老年人通常是指 60 周岁及以上的人群。人到老年，脏腑的气血生理功能会自然衰退，气血津液亏少，身体日渐衰弱。因此，老年人食宜多样，将谷、果、肉、菜适当搭配，以确保营养摄入丰富全面，从而达到补益精气、延缓衰老的目的。在日常饮食中，选择含钙量高的食物，适当多补充钙质，对老年人而言具有特殊意义。可适当增加乳类及乳制品、大豆及豆制品等高钙食物的摄入量。还可经常食用核桃、黑豆、莲子、山药、藕粉、菱角等补脾肾、益康寿之食品。老年人的受纳、运化功能较弱，其饮食宜清淡，不宜食用味厚、肥腻或过咸的食物。主张老年人少量多餐，这样既保证营养充足，又不会对肠胃造成负担。

第四节　生活习俗

生活习俗是人们顺应自然规律而生息的行为，贯穿中国人的日常生活。在中国传统饮食文化中蕴含着丰富的饮食理论，食物养生的理念也融入到了众多的生活习俗之中。

"咬春"是立春的节气习俗之一，主要是指在立春当天咬食春盘、春饼、萝卜等，以此表达迎接新春、期盼新年生活美满的美好寓意。《明宫史·饮食好尚》中记载："立春之时，无贵贱皆嚼萝卜，名曰'咬春'。"《本草纲目》载："立春以葱、蒜、韭、蓼、芥等辛嫩之菜，杂合食之，取迎新之意。"吃春饼逐渐成了一种传统习俗，以图吉祥如意，消灾去难。春饼一般是用面粉烙成的薄饼，常裹卷通气升阳的萝卜细丝和其他辛味蔬菜共食。有的地区认为，吃了春饼将使农苗苗壮成长、六畜兴旺；有的地区认为，吃了包卷芹菜、韭菜的春饼，会使人们更加勤（芹）劳，生命更加长久（韭）。吃春饼讲究将饼和菜包起来，从头吃到尾，称为"有头有尾"，取其吉利的意思。由于春卷包卷的蔬菜有辛甘发散的功效，因此经常吃春卷可以辅助人体阳气生发和促进肝气疏泄，具有一定的养生价值。

清明时节，人们为了缅怀祖先、表达敬意，也是为了告别过去、迎接新的一年，在民间，人们有不生火做饭，只吃冷食的传统习俗。在北方，老百姓常吃的冷食为枣饼、麦面糕等；而在南方，则多为青团、糯米糖藕等，其中以青团的知名度最高，是清明节最有特色的时令食品。青团是用青艾或浆麦草的汁拌进糯米粉里，再包入甜口馅料，如豆沙馅、枣泥馅等，搓揉成团状，放到蒸笼内蒸熟即可。青团色泽鲜绿，口感糯韧绵软，并带有清淡悠长的清香。制作青团的主要原料青艾具有祛风除湿、温经散寒的功效，适合用于清明前后雨水较多所致的风湿疼痛、痰湿咳嗽等症，具有一定的养生保健功效。

端午节是中华民族的传统节日，端午食粽是这一节气的重要习俗之一。粽子由粽叶包裹糯米蒸煮而成，是中国历史文化积淀深厚的传统食品。千粽百味，各有千秋，不同地域的粽子蕴藏着不同的风味。南方的粽子咸香四溢，口感丰富，有绿豆、五花肉、豆沙、八宝、火腿、冬菇、蛋黄等多种馅料，其中以广东咸肉粽、浙江嘉兴粽子为代表。北方的粽子以甜为主，一般只加红枣、青红丝、栗子、花生，或者没有馅料，只制成净白粽，吃时多蘸白糖或蜂蜜。另外，粽叶的选择也因地而异。南方多用箬叶或荷叶，亦有少数民族使用香兰叶；北方大多用芦苇叶。箬叶可以清热解毒、利水消肿；荷叶可以清热解暑、升发清阳；芦苇叶可以清热生津、除烦止渴。粽子的主料糯米能补中益气、健脾止泻、缩尿敛汗，对于脾胃虚寒泄泻、消渴尿多、气虚自汗等有一定调节作用。端午节可适量食用粽子，具有清热解暑、健脾益胃、利水消肿等养生功效。但糯米黏腻，故婴幼儿、老年人及病后消化功能较弱者忌食。

重阳佳节，中国民间有饮菊花酒的传统习俗。菊是重阳节气的应时花草，所谓"霜降之时，唯此草盛茂"。菊花性味甘苦微寒，归肺、肝经，具有散风清热、平肝明目、清热解毒的功效，用于风热感冒、头痛眩晕、目赤肿痛、眼目昏花、疮痈肿毒等。菊花酒是由菊花与糯米、酒曲酿制而成的汉族传统酒。我国酿制菊花酒，早在汉魏时期就已盛行。据《西京杂记》载："菊花舒时，并采茎叶，杂黍为酿之，至来年九月九日始熟，就饮焉，故谓之菊花酒。"古时菊花酒，是头年重阳节时专为第二年重阳节酿的。九月九日这天，采下初开的菊花和一点青翠的枝叶，掺和在准备酿酒的粮食中，然后一起用来酿酒，放至第二年九月九日饮用。古人认为此酒能"祛百病、令长寿"。其味清凉甜美，在古代被看作重阳必饮、祛灾祈福的"吉祥酒"。

冬至是汉族传统节日之一，冬至时节各地都有不同的饮食风俗，比如南方地区在冬至日有吃米团、长线面、汤圆的习俗，北方地区有吃饺子、馄饨的习俗等。饺子原名"娇耳"，相传是我国医圣张仲景首先发明的，他的"祛寒娇耳汤"的故事在民间流传至今。他的做法是用羊肉和一些祛寒药材在锅里熬煮，煮好后再把这些东西捞出来切碎，用面皮包成耳朵状的"娇耳"，下锅煮熟后分给乞药的病人。每人两只娇耳、一碗汤。人们吃下祛寒汤后浑身发热，血液通畅，两耳变暖。老百姓从冬至吃到除夕，抵御了伤寒，治好了冻耳。后人学着"娇耳"的样子，包成食物，也叫"饺子"或"扁食"。冬至吃饺子，是民间不忘张仲景开棚舍药，用"祛寒娇耳汤"治愈病人之恩流传下来的习俗。

第四章

临证虚实状态下的食物养生

扫一扫，查阅
本章PPT、视
频等数字资源

学习目标

通过本章的学习，学生能够掌握基于临证虚实状态下的辨证施膳原则，并在此原则指导下提出相应的食物养生方案，深刻理解食物养生对改善临证状态的重要作用。具体包括：能够理解临证虚实八大状态的疾病知识，并在理论指导下完成相应的养生方案制订；熟悉临证虚实状态原则，能够依照该原则开展相应的食物养生实践；了解并认识到食物养生在临证虚实状态实践中的重要作用，知晓运用相关原则指导实际养生实践的基本方法。

中医学认为，健康的人体是处于"阴平阳秘"的动态平衡系统。若平衡状态被打破，则会出现各式各样的病态。在临证实践过程中，虚实状态是最常见的病态。因此，了解临证虚实状态的定义、病因病机、临证表现及食物养生原则，并结合不同的状态进行调整是食物药膳领域的重要内容。本章将重点介绍临证虚实八大状态（气虚、血虚、阴虚、阳虚、气滞、血瘀、痰阻、邪积）的定义、辨证方法，以及与之相对应的食物养生药膳、茶饮方等相关内容，旨在指导临证实践过程中，学生能够正确认识并运用相应的原则开展食物养生，以此调整人体状态，使其重新恢复平衡。

第一节　气虚证

气虚是指机体因气的生成不足或消耗过度，导致全身或局部功能减退的一种病理状态。气虚的核心病机是"气不足以鼓动"，简单来说就是身体的活力和能量不足，无法正常维持日常活动。气虚可由多种因素引发，如体质虚弱、久病失养、劳累过度、饮食不节等，临床多以肺、脾、肾三脏气虚较为常见。

【临床表现】神疲乏力，少气懒言，咳喘无力，头晕目眩，动辄气促，自汗；腰膝酸软，活动时诸症加剧；食欲不振，大便溏泄，小便清长；男子遗精早泄，女子带下清稀量多；舌淡，苔白，脉虚无力。

【证候分析】人体脏腑组织活动的强弱与气的盛衰有密切关系，气盛则功能旺盛，气衰则功能活动减退。气虚可致脏腑组织功能减退，故而表现为少气懒言、神疲乏力。气虚则清阳不升，不能温养头目，引发头晕目眩。卫气虚弱，不能固护肌表，从而出现自汗。活动耗气，故活动时症状加剧。气虚无力推动血脉，导致舌淡、苔白、脉虚无力。肺主气，司呼吸，肺气虚弱则咳嗽无力，气短不足以维持正常呼吸；脾胃为后天之本，脾主运化，胃主受纳，脾胃气虚引发食欲不振、大便溏泄。脾气虚不能升清，胃气虚弱不能降浊，导致消化系统功能低下；腰为肾之府，肾主骨生髓，肾气不足导致腰膝酸软无力；肾气不固，精关不固，男子则遗精早泄，女子则带下清稀量多；肾气亏虚，膀胱失约，小便频数清长；气虚不能上荣于舌，则舌淡、苔白；气虚脉道空虚，则脉象按之无力。

【辨证要点】气虚证以全身功能活动低下的表现为辨证要点。

治疗原则应以益气补虚为主，可选用具有补气作用的中药，如人参、黄芪、白术等。但补气药往往具有提升机体功能的作用，实证患者、肝火旺盛者、高血压者忌服，孕妇、儿童一般不建议服用。同时，应注意调整饮食，增加营养，避免过度劳累，并结合适度运动以增强体质。

【食养方举例】

药膳一：芡实怀山排骨汤

原料：芡实 50g，山药 50g，桂圆肉 20g，排骨 300g，生姜 3 片。

做法：将排骨洗净，焯水去除血沫；芡实、山药浸泡 30 分钟；将所有材料放入汤锅中，加入适量清水，煮沸后转小火炖煮 1.5 小时，最后加盐调味即可。

功效：健脾益气，养胃益肺。

方解：芡实为睡莲科植物芡的成熟种仁，性味甘涩平，归脾、肾经，具有益肾固精、补脾止泻、除湿止带的功效，可用于遗精滑精、遗尿尿频、脾虚久泻、白浊及带下。山药为薯蓣科植物薯蓣的干燥根茎，性味甘平，归脾、肺、肾经，具有补脾养胃、生津益肺、补肾涩精的功效，可用于脾虚食少、久泻不止、肺虚喘咳、肾虚遗精、带下、尿频及虚热消渴。麸炒山药补脾健胃，可用于脾虚食少所致的泄泻便溏、白带过多。能补脾养胃，益肺固肾。排骨汤则补充了优质蛋白，适合气虚、脾虚患者长期食用。

药膳二：人参山药炖鸡汤

原料：人参 10g，山药 100g，桂圆肉 10g，鸡 1 只（约 1kg）。

做法：鸡洗净切块，焯水备用；人参切片，山药去皮切块；将所有食材放入炖盅，加入适量水，炖煮 2 小时，炖至鸡肉酥烂，加盐调味即可。

功效：补中益气，健脾养阴。

禁忌：感冒、发热等急性发病者忌食，孕妇、儿童应咨询医生后再食用。

方解：人参为五加科植物人参的干燥根，性味甘微苦平，归脾、肺、心经。不宜与藜芦同用，具有大补元气、复脉固脱、补脾益肺、生津、安神的功效，可用于体虚欲脱、肢冷脉微、脾虚食少、肺虚喘咳、津伤口渴、内热消渴、久病虚羸、惊悸失眠、阳痿宫冷、心力衰竭及心源性休克。山药益气健脾，适用于体虚乏力、面色苍白、食欲不振者。桂圆肉为无患子科龙眼属植物龙眼的假种皮，性味甘温，归心、脾经，具有补益心脾、养血安神的功效，可用于气血不足所致的心悸怔忡、健忘失眠、血虚萎黄。

药茶一：食养资生茶（调内茶）

原料：荷叶 10g，栀子 10g，莲子 20g，桔梗 10g，茯苓 10g，薏苡仁 15g，芡实 20g，山药 20g，葛根 10g，麦芽 10g。

做法：将所有材料洗净，放入茶壶或保温杯中，用沸水冲泡，盖上焖 15 分钟，即可饮用。可反复冲泡。

功效：健脾益气，滋养荣卫。此茶能调理脾胃功能，促进气血运行，适合气虚体质的人日常饮用。

药茶二：黄芪糯米茶

原料：黄芪 15g，糯米 30g，黑芝麻 10g，红糖适量。

做法：黄芪洗净，糯米提前浸泡 1 小时，将黄芪和糯米一起煮沸，转小火熬煮至糯米软烂，再加入黑芝麻和红糖，煮至红糖溶化即可。

功效：益气养血，温中健脾。

第二节　血虚证

血虚是指人体血液亏虚，不足以充分濡养脏腑、经络和组织，从而表现为全身虚弱的一种状态，其中尤其以心、肝、脾、肾受影响最为明显。血虚证的形成原因多样，有先天禀赋不足；或脾胃虚弱，生化乏源；或各种急慢性出血；或久病不愈；或思虑过度，暗耗阴血；或瘀血阻络，新血不生；或肠道寄生虫等原因。

【临床表现】面色萎黄，唇色淡白，爪甲苍白，头晕眼花，心悸气短，失眠多梦，肢体麻木，女子月经异常，头发枯槁，舌淡，苔薄白，脉细无力。

【证候分析】人体脏腑组织，赖血液之濡养，血盛则肌肤红润，体壮身强；血虚则面部失去血液濡养，故呈现萎黄无华；唇甲失去血液滋润，故呈现淡白色泽。中医认为"头为诸阳之会"，需血液充分上荣以维持其正常功能。血虚则脑失所养，故出现头晕；目为肝之窍，肝血不足则目失所养，故见眼花。心主血脉，血虚则心失所养，故见心悸；气血同源，血虚常与气虚并存，故见气短。另外，血虚可致心神失养，亦可引起心悸。心藏神，血虚则心神失养，夜间阳气内敛时，血不能濡养心神，故睡眠不实，易醒多梦。血虚不能濡养四肢筋脉，故出现肢体麻木或蚁行感。尤其在血虚日久时，会影响气的运行，进而加重肢体麻木症状。女子以血为本，冲任二脉主管女子生殖功能。血虚则冲任失养，故月经量少、色淡，甚者可致闭经。

【辨证要点】本证以面色萎黄、唇甲色淡、头晕目眩等临床表现为辨证要点。

针对血虚证，治疗常以"补血"为主，可选用当归、枸杞子、桑椹、黑芝麻、红枣、桂圆、黄精等。由于此类药物多为滋补之品，其性味多厚重，若脾虚湿盛者，应尽量少食或不食。

【食养方举例】

药膳一：枸杞红枣乌鸡汤

原料：乌鸡 500g，枸杞子 30g，阿胶 5g，红枣 15 枚，生姜 3 片。

做法：将乌鸡洗净切块，与其他材料一同放入砂锅，加水 2000mL，大火煮沸后转小火炖煮 1.5 小时，调味即可食用。

功效：补血养颜，益气安神。

方解：乌鸡性温，能补气养血；枸杞子为茄科植物宁夏枸杞的干燥成熟果实，性味甘平，归肝、肾经，具有滋补肝肾、益精明目的功效，可用于虚劳精亏所致的腰膝酸痛、眩晕耳鸣，以及内热消渴、血虚萎黄、目昏不明。阿胶为马科动物驴的皮经煎煮、浓缩制成的固体胶，性味甘平，归肺、肝、肾经，具有补血滋阴、润燥、止血的功效，可用于血虚萎黄、眩晕心悸、肌痿无力、心烦不眠、虚风内动、肺燥咳嗽、劳嗽咯血、吐血尿血、便血崩漏、妊娠胎漏。红枣甘温，具有补气养血、健脾和胃的功效。生姜辛温，具有温中散寒、调和药性的功效。诸药合用，共奏补血养颜、益气安神之效。

使用注意：阴虚火旺者慎用。

药膳二：归参炖母鸡

原料：当归 15g，人参 10g，母鸡 500g，生姜 3 片，葱白 2 根，黄酒 30mL。

做法：将母鸡洗净切块，与当归、人参、生姜、葱白一同放入砂锅，加水 2000mL 和黄酒，大火煮沸后转小火炖煮 2 小时，调味后即可食用。

功效：补血益气，健脾温中。

方解：母鸡性平，能补气养血。当归为伞形科植物当归的干燥根，性味甘辛温，归肝、心、脾经，具有补血活血、调经止痛、润肠通便的功效，用于血虚萎黄、眩晕心悸、月经不调、经闭痛经、虚寒腹痛、肠燥便秘、风湿痹痛、跌仆损伤、痈疽疮疡。酒当归活血通经，用于经闭痛经、风湿痹痛、跌仆损伤。人参甘温，能大补元气；生姜辛温，能温中散寒；葱白辛温，能发汗解表；黄酒能行气活血。诸药合用，共奏补血益气、健脾温中之效。

使用注意：阴虚火旺、痰湿内盛者慎用。

药茶一：当归补血茶

原料：当归 10g，熟地黄 10g，大枣 5 枚。

做法：将当归、熟地黄切片，与大枣一同放入茶壶，加入沸水 500mL，盖盖焖泡 15 分钟即可饮用。

功效：补血养血，益气养阴。

使用注意：脾胃虚弱、有湿热者慎用。

药茶二：核桃桂圆茶

原料：核桃仁 15g，桂圆肉 10g，红枣 5 枚。

做法：将核桃仁捣碎，与桂圆肉、红枣一同放入茶壶，加入沸水 500mL，盖盖焖泡 10 分钟即可饮用。

功效：养血益气，补肾安神。

使用注意：阴虚火旺、胃热便秘者慎用。

第三节　阴虚证

在人体，生命现象的主要矛盾是推动生命发展的动力，这一矛盾贯穿生命过程的始终。用阴阳来阐释这一矛盾，就生命物质的结构和功能而言，生命物质为阴（精），生命功能为阳（气）。其运动转化过程则是阳化气，阴成形。生命运动实际上就是生命形体的气化运动。而气化运动的本质就是阴精与阳气、化气与成形的矛盾运动，即阴阳的对立统一。阴阳在对立斗争中取得了统一，维持着动态平衡状态，即所谓的"阴平阳秘"，机体才能进行正常的生命活动。有斗争就要有胜负，如果阴阳的对立斗争激化，动态平衡被打破，出现阴阳胜负、阴阳失调，就会导致疾病的发生。阴阳偏衰即阴虚、阳虚，是属于阴阳任何一方低于正常水平的病变。

阴虚是指人体的阴液不足。阴虚不能制约阳，则阳相对偏亢而出现热象。例如，久病耗阴或素体阴液亏损，可出现潮热、盗汗、五心烦热、口舌干燥、脉细数等表现，因其性质属热，所以称"阴虚则热"，又称虚热证。

【临床表现】头晕耳鸣，两目干涩，口咽干燥，声音嘶哑；面部烘热，两颧发红；大便干结；形体消瘦，胁肋灼痛，五心烦热，潮热盗汗；心悸怔忡，失眠多梦；干咳无痰，或痰少而黏，甚则痰中带血；脘部隐痛，脘痞不舒，饥不欲食，干呕呃逆；腰膝酸痛，或见手足蠕动；男子遗精早泄，女子经量减少，甚至闭经，或月经先期、经间期出血、崩漏；舌红少津，脉细数。

【证候分析】阴液亏虚不能上润，则见头晕耳鸣、两目干涩、口咽干燥、声音嘶哑；虚火上炎，则面部烘热、两颧发红；下不能濡润大肠，则大便干结；外不能濡养肌肉，则形体消瘦；虚火内灼，则见胁肋灼痛；阴虚则阳亢，虚热内生，故五心烦热、午后潮热；寐则阳气入阴，营液受蒸外泄，形成盗汗；心阴不足，则心失所养，致心动不安，出现心悸怔忡；神失濡养，致心神不宁，出现失眠多梦；肺阴不足，虚火内生，灼液成痰，胶固难出，故干咳无痰，或痰少而黏，肺络受灼，络伤血溢则痰中带血；胃阴不足，虚热内生，热郁胃中，胃气不和，致脘部隐痛、脘痞不舒、饥不欲食；阴虚热扰，胃气上逆，可见干呕呃逆；骨骼失养，则腰膝酸痛；筋脉失养则手足蠕动；阴虚相火妄动，扰动精室，故男子遗精早泄；阴亏则经血来源不足，女子经量减少，甚至闭经，阴虚则阳亢，虚热迫血可致月经先期、经间期出血、崩漏。舌红少津、脉细数均为阴虚内热之象。

阴虚辨证应与其病因、病位密切结合。临床常见的阴虚证有肝阴虚证、心阴虚证、胃阴虚证、肺阴虚证、大肠液亏证、肾阴虚证等。

【辨证要点】本证以阴精亏损、失去濡养、滋润，或虚热内生等临床表现为辨证要点。

阴虚的治疗应以滋阴抑阳为主。一般不能用寒凉药直折其热，须用"壮水之主，以制阳光"（《素问·至真要大论》王冰注）的方法。但脾胃虚弱者服滋阴类药膳需要注意，应稍佐健脾理气之品。

【食养方举例】

药膳一：芝麻桑椹粥

原料：粳米 100g，黑芝麻 50g，桑椹 50g，大枣 3 枚。

做法：黑芝麻、桑椹、大枣清洗干净，粳米简单淘洗；取砂锅放入粳米、黑芝麻、桑椹、大枣，加水约 600mL，先用武火煮沸，再用文火慢熬成糊状，即可食用。

功效：滋阴补血。用于肝肾阴虚所致的头晕耳鸣、口燥目干、腰膝酸痛。

使用注意：感冒者忌食。

方解：粳米为禾本科植物稻（粳稻）去壳的种仁，性味甘平，归脾、胃、肺经，具有健脾益气、和胃除烦、止泻止痢的功效。黑芝麻是芝麻科芝麻属一年生直立草本植物芝麻的果实，性味甘平，归肝、肾、大肠经，具有补肝肾、滋五脏、益精血、润肠燥的功效。桑椹为桑科落叶乔木桑树的成熟果实，性味甘酸寒，归肝、肾经，具有补血滋阴、补益肝肾、生津润肠等功效，主治精血亏损、须发早白、脱发、头昏眼花、耳鸣失聪、失眠多梦、神疲健忘、津伤口渴、肠燥便秘等。大枣为鼠李科植物枣的成熟果实，性味甘温，归脾、胃经，具有补脾和胃、益气生津、补脾胃、养营安神、缓和药性的功效。该药膳可滋阴补血，药粥易于吸收，不伤脾胃，制法简易，服食方便，老少皆宜。

药膳二：百合甲鱼汤

原料：黄芪 10g，甲鱼 1 只，百合 40g，红枣 10 枚。

做法：先将黄芪泡 6 小时后用纱布包严，甲鱼宰杀后去头及内脏切块，放入开水中煮 5 分钟去其腥味捞出；百合泡水洗净，去除杂质；大枣去核，切成 4 瓣；将甲鱼、百合、红枣同入砂锅，再加葱白段、食盐、味精及水适量，盖严锅盖；用武火煮 30 分钟烧开，再转至文火慢炖 1.5 小时后关火。调料中不用花椒、辣椒、大料、桂皮等辛温发散之品。

功效：滋阴补肾，养心安神。适用于心肾阴虚所致的失眠、心烦、心悸等。

使用注意：外感、体质虚寒者、痰食壅盛者、脾胃虚弱者不宜多食。

方解：甲鱼，学名鳖，又称水鱼、团鱼、鼋鱼，是一种常见的淡水动物，性味甘咸凉，归肾、肝、脾、心经，具有滋补肝肾、益精固涩、养血安神、活血化瘀、利水消肿、健脾益气的功效。百合为百合科植物百合等的肉质鳞片，性味甘微寒，归心、肺经，具有润肺止咳、宁心安神的功效。大枣功效详见"芝麻桑椹粥"。炖后质地软烂，原汁原味。

药茶一：玉斛润咽茶

原料：余甘子 10g，玉竹 5g，铁皮石斛 5g，麦冬 5g，冰糖 10g。

做法：将余甘子、玉竹、石斛、麦冬、冰糖一同放入养生壶，加水 1000mL 煮开即可。

功效：生津养阴，利咽。

使用注意：体质虚寒者、痰食壅盛者不宜多食；孕妇忌用；不宜与辛辣、鱼类共食；消渴症患者服用时不宜加冰糖。

方解：余甘子为大戟科叶下珠属植物余甘子的果实，初食味酸涩，良久乃甘，故名"余甘子"。其性味甘酸涩凉，归肺、胃经，具有清热凉血、消食健胃、生津止咳的功效。玉竹为百合科植物玉竹的根茎，性味甘平，归肺、胃经，具有滋阴润肺、养胃生津的功效，用于肺阴受伤所致的肺燥咳嗽、干咳少痰，以及胃热炽盛所致的津伤口渴、消谷易饥等症。石斛为兰科植物石斛的茎，铁皮石斛为石斛之极品，因表皮呈铁绿色而得名。其性味甘微寒，归肺、胃、肾经，具有滋阴清热、益胃生津的功效，用于热病伤阴所致的口干燥渴，或病后津亏虚热，以及胃阴不足、舌绛、少津等。麦冬为百合科植物沿阶草的块根，性味甘微苦微寒，归心、肺、胃经，具有清心润肺、养胃生津的功效，用于肺阴受伤所致的燥咳、咯血，以及心烦不安、津少口渴等。冰糖为白砂糖煎炼而成的冰块状结晶，性味甘寒，归脾、肺经，具有健脾和胃、润肺止咳的功效。

药茶二：百合洋参茶

原料：百合 10g，西洋参 10g，桂花 5g，蜂蜜 5g。

做法：将百合、西洋参、桂花、蜂蜜一同放入养生壶，加入 1000mL 水，煮开即可。煮茶时桂花香沁人心脾，茶汤呈浅黄色，口感清甜。

功效：养心润肺。

使用注意：痰湿内蕴、中满痞胀及肠滑泄泻者应避免服用。

方解：百合功效详见"百合甲鱼汤"。西洋参是五加科人参属的多年生草本植物西洋参的根，又称花旗参、西洋参，性味苦寒，归心、肺、肾经，具有补气养阴、清热生津的功效，用于气虚阴亏所致的内热、咳喘痰血、虚热烦倦、消渴、口燥咽干等。桂花系木犀科常绿灌木或小乔木，最具代表性的有金桂、银桂、丹桂、月桂等。桂花性味辛温，具有散寒破结、化痰止咳的功效。

蜂蜜，性味甘平，归脾、胃、肺、大肠经，具有调补脾胃、缓急止痛、润肺止咳、润肠通便及润肤生肌的功效。

第四节　阳虚证

阳虚是指人体阳气虚损，阳虚不能制约阴，则阴相对偏盛而出现寒象。若机体阳气虚弱，可出现面色苍白、畏寒肢冷、神疲蜷卧、自汗、脉微等表现，因其性质属寒，所以称"阳虚则寒"，又称虚寒证。

【临床表现】精神萎靡，面色㿠白或黧黑，心悸怔忡，胸闷气短，畏寒肢冷，心痛，腹胀纳少，腹痛喜温喜按，小便不利，或肢体困重，或周身浮肿，大便溏薄清稀，或大便久泄不止，完谷不化，五更泄泻；腰膝酸软疼痛，甚至腰痛如折；男子阳痿，女子白带量多质稀，宫寒不孕；舌淡胖，苔白滑，脉沉细弱。

【证候分析】阳虚不能温煦体形、振奋精神，故精神萎靡、面色㿠白。肾阳极虚，浊阴弥漫肌肤，则见面色黧黑；心阳虚衰，心中空虚，惕惕而动，则心悸怔忡，心气不足，胸中宗气运转无力则胸闷气短；阳虚不能温煦肢体，故兼见畏寒肢冷；心阳不振，胸中阳气痹阻，故见心痛；脾阳虚衰，运化失健，则腹胀纳少，中阳不足，寒凝气滞，故腹痛喜温喜热；中阳不振，或肾阳不足，水湿内停，膀胱气化失司，则小便不利，水湿流溢肌肤，则肢体困重，甚则全身浮肿；水湿不化流注肠中，故大便溏薄清稀，甚则大便久泄不止，完谷不化，五更泄泻；肾阳虚衰，不能温养腰府及骨骼，则腰膝酸软疼痛，甚至腰痛如折；肾阳不足，命门火衰，生殖功能减退，男子则阳痿，女子则宫寒不孕；妇女带脉不固，水湿下渗，可见白带清稀量多。舌淡胖、苔白滑、脉沉细弱，均为阳虚寒盛之征。

【辨证要点】本证以阳气不足，阳失温运与固摄无权，或虚寒内生等临床表现为辨证要点。阳虚辨证应与其病因、病位密切结合。临床常见的阳虚证有心阳虚证、脾阳虚证、肾阳虚证、肠虚滑泄证等。

阳虚证的治疗应当扶阳制阴。一般不宜使用辛温发散药以散阴寒，须用"益火之源，以消阴翳"（《素问·至真要大论》王冰注）的方法，又称益火消阴或扶阳退阴。

【食养方举例】

药膳一：杜仲腰花

原料：猪腰子 250g，杜仲叶 12g，料酒、生姜、葱、味精、食盐等适量。

做法：猪腰一剖两片，割去筋膜切成腰花，杜仲叶加水 100mL 煎成浓汁，除去药渣待用，姜切片，葱切段；锅内加素油烧热，将姜片、葱段放入油锅中炒香，放入猪腰花略炒，加药液翻炒熟后调味，即可食用。

功效：补肾助阳。

使用注意：血脂偏高者、高胆固醇者忌食。

方解：杜仲叶为蔷薇目杜仲科杜仲属植物的叶子，性味微辛温，归肝、肾，具有补肝肾、强筋骨、安胎的功效，本品性偏温补，宜于下元虚冷之症，故可用治肝肾不足所致的腰膝酸痛、乏力、眩晕、阳痿、小便频数等，还可用于孕妇体虚所致的胎元不固。猪腰是猪的肾脏，性味甘咸平，归肾经，具有补肾壮阳、固精益气的功效。

药膳二：复元汤

原料：山药 50g，肉苁蓉 20g，核桃仁 2 个，瘦羊肉 500g，羊脊骨 1 具，葱白 3 根，生姜、橘皮、花椒、料酒、八角、食盐等适量。

做法：将羊脊骨剁成数节，用清水洗净，羊肉洗净后汆去血水，再洗净，切成 5 厘米厚的条块；将山药、肉苁蓉、核桃仁用纱布袋装好扎紧；生姜拍破，葱切段。将中药袋及羊脊骨、羊肉同时放入砂锅内，注入清水适量，武火烧沸，打去浮沫，再放入橘皮、花椒、八角、料酒，文火续煮，炖至肉烂，加胡椒粉、食盐调味，即可食用。该款汤辛香浓厚，食用后周身温暖，气力大增。

功效：温肾健脾。

使用注意：实热或阴虚有火者忌食。

方解：山药能补脾胃，益肺肾。肉苁蓉为列当科植物肉苁蓉的肉质茎，性味甘咸温，归肾、大肠经，具有补肾助阳、润肠通便的功效。核桃仁为胡桃科植物胡桃的种仁，又名胡桃肉、胡桃仁，性味甘温，归肾、肺经，具有补肾固精、温肺定喘、润肠及排石的功效。羊肉为牛科动物山羊或绵羊的肉，性味甘温，归脾、肾经，具有益气补虚、温中暖下的功效。羊脊骨具有强筋骨、补肝肾、祛风除湿、温肾散结、利水渗湿的功效。羊肉有腥膻味，加入姜、葱、花椒等，以祛除腥膻味。

药茶一：益智仁固阳茶

原料：益智仁、芡实、山药、丁香各 2g。

做法：将益智仁、芡实、山药、丁香一同放入养生壶中，加入 1000mL 水，煮开后饮用，可冲饮至味淡。

功效：补肾壮阳。

使用注意：实热或阴虚有火者忌食。

方解：益智仁，别名益智子、摘艼子，为姜科山姜属多年生草本植物益智近成熟的干燥蒴果，性味辛温，归脾、肾经，具有摄尿固精、温脾止泻、提高心脏功能的功效，常用于脾胃虚寒所致的呕吐、泄泻及遗尿、尿频等。芡实益肾固精，补脾止泻，除湿止带，功效详见气虚证中的"芡实淮山排骨汤"。山药具有补脾胃、益肺肾的功效，详见气虚中的"芡实淮山排骨汤"。丁香又称公丁香（花蕾）、母丁香（果实），为桃金娘科丁子香属植物丁香的花蕾和果实，性味辛温，归脾、胃、肾经，具有温中降逆、温肾助阳的功效，主治胃寒呃逆、脘腹冷痛、食少吐泻、肾虚阳痿、腰膝酸冷、阴疽等。

药茶二：羊乳茶

原料：羊乳 100mL，红茶 5g。

做法：将羊乳加入红茶，煮开后捞出红茶，即可饮用。

功效：补肺益肾，润燥补虚。

使用注意：痰湿积饮者宜慎服；实热或阴虚有火者忌食。

方解：羊乳为牛科动物山羊或绵羊的乳汁，性味甘温，归心、肺经，具有润燥补虚的功效，《食疗本草》认为其"补肺肾气，和小肠，亦主消渴，治虚劳，益精气"。红茶属全发酵茶，是以适宜的茶树新芽叶为原料，经萎凋、揉捻、发酵、干燥等一系列工艺过程精制而成，茶叶性味苦甘凉，归心、肺、胃经，具有生津止渴、清热解毒、祛湿利尿、消食止泻、清心提神的功效，上可清头目，中可消食滞，下可利二便。红茶能温脾胃，畅中焦。羊奶有一种特殊的膻味，影响口感，是人们不喜欢饮用的主要原因，可在天然奶中放入一小撮红茶即可去除膻味，但这种做法往往使乳白色的羊奶变成黄色，这是茶叶色素溶解之故，对奶的质量毫无影响。

第五节　气滞证

气是构成人体和维持人体生命活动的基本物质之一，其在人体内具有强大的活力且运行不息。人体之气主要来源于三个方面：一是由父母遗传而来的先天之气；二是脾胃消化吸收水谷精华所化生的后天之气；三是肺从自然界吸入的清气。这三者结合形成一身之气。气的运行不仅推动并调控着人体的新陈代谢，还维持着生命进程；一旦气的运动停止，生命也随之终结。气的运行过程被称为"气机"。当气的运行出现异常变化时，则称为"气机失调"。气滞证是指人体某一脏腑、经络或某一部位气机阻滞，运行不畅，以胀闷、疼痛、脉弦为主要表现的证候，又称气郁证或气结证。

【临床表现】胸胁、乳房、脘腹等处胀闷或疼痛，或呈攻痛、窜痛，疼痛时轻时重，痛无定处，按之无实质包块。胀痛常随嗳气、矢气、叹息或情绪好转而减轻，随忧思恼怒而加重，脉象多弦，舌象通常无明显变化。

【证候分析】本证多因情志不舒，如忧郁悲伤，思虑过度等导致气机阻滞；或因痰饮、瘀血、食积、虫积、砂石等邪气阻塞；或因阴寒凝滞、湿邪阻碍、外伤络阻等因素，导致气机不畅；或因阳气不足，脏气虚弱，运行乏力而引起气机阻滞。气机运行不畅，不通则痛，故轻则胀闷不舒，重则疼痛。因气滞聚散无常，故疼痛多见胀痛、窜痛、攻痛，按之无形，症状时轻时重。胀痛常随嗳气、矢气、叹息或情绪好转而减轻，或随忧思恼怒而加重。脉弦为气机不利、脉气不舒之象。

因气滞的原因不同，胀、痛的部位和表现各异，例如食积阻滞则脘腹胀闷疼痛，肝气郁滞则胁肋窜痛。气滞于经络、肌肉的临床表现与其部位密切相关，故气滞辨证应与其病因、病位密切结合。临床上常见的气滞证包括肝郁气滞证、胃肠气滞证、肝胃气滞证等。

【辨证要点】本证以胀闷、疼痛、气行则舒、气郁加重等临床表现为辨证要点。

气滞证通常采用芳香类药物进行食疗。这类药物具有芳香行气、醒神开窍的作用，其香味的刺激有助于排解体内浊气。然而，芳香类药物久服易伤阴，故阴虚者，如出现舌红、苔少、口干、舌燥等症，不宜久服。

【食养方举例】

药膳一：橘皮粥

原料：橘皮40g［或陈皮（研末）3g］，粳米100g。

做法：橘皮用盐清洗干净，撕成大块；粳米简单淘洗；取锅放入洗净的粳米、橘皮，加水约1200mL，先用武火煮沸，再用文火慢熬成粥后捞去橘皮；若使用陈皮，则在粳米熬煮至粥将成之时，加入陈皮末，再略煮片刻即可食用。口感清甜中带有淡淡的橘香。

功效：理气行气，健脾疏肝。

方解：橘皮为芸香科植物橘的新鲜果皮，陈皮为其干燥成熟果皮，橘皮与陈皮性味苦辛，温，归肺、脾经，具有理气健脾、燥湿化痰的功效，用于脘腹胀满、食少吐泻、咳嗽痰多。粳米为禾本科植物稻（粳稻）去壳的种仁，性味甘平，归脾、胃、肺经，具有健脾益气、和胃除烦、止泻止痢的功效，用于脾胃气虚所致的食少纳呆、倦怠乏力，以及心烦口渴、泻下痢疾。

药膳二：白萝卜汁

原料：白萝卜 380g，冰糖 5g。

做法：白萝卜去皮后榨成约 200mL 的汁，加入冰糖，即可饮用。口感辛辣微甜，若静置 30 分钟后饮用，辛辣味淡去，口感更佳。

功效：理气消食，清热凉血。

使用注意：脾胃虚弱，大便溏薄者不宜多饮；消渴症患者服用时不宜加冰糖。

方解：白萝卜为十字花科植物莱菔的鲜根，性味辛甘凉，煮熟则甘平，归脾、胃、肺、大肠经，具有消食、下气、化痰、止血、解渴、利尿的功效。冰糖是砂糖的结晶再制品，性味甘平，归肺、脾、胃经，具有润肺化痰止咳、养胃生津止渴、补气养血的功效。

药茶一：玫瑰花茶

原料：玫瑰花 3g，代代花 1g，佛手丝 2g，甘草 4g。

做法：将玫瑰花、代代花、佛手丝及甘草一起放入养生壶中，加水 1000mL 煮开即可。茶色微褐，口感层次分明，入口微苦，后味回甘。

功效：理气疏肝，养心安神。

方解：玫瑰花为蔷薇科植物玫瑰的干燥花蕾，性味甘微苦温，归肝、脾经，具有行气解郁、和血、止痛的功效。代代花为芸香科植物代代花的干燥花蕾，性味甘微苦平，气芳香归肝、胃经，具有理气宽胸、开胃止呕的功效。佛手为芸香科植物佛手的干燥果实，性味辛苦酸温，归肝、脾、胃、肺经，具有疏肝理气、和胃止痛、燥湿化痰的功效。甘草为豆科植物甘草、胀果甘草或光果甘草的干燥根和根茎，性味甘平，归心、肺、脾、胃经，具有补脾益气、清热解毒、祛痰止咳、缓急止痛及调和诸药的功效。

药茶二：理气活血茶

原料：玫瑰花 3g，山楂 3g，槐花 3g。

做法：玫瑰花、山楂、槐花一起放入养生壶中，加水 1000mL 煮开即可。煮茶过程中玫瑰和槐花清香馥郁，茶色为淡咖啡色，口感层次分明，清爽中带有微苦。

功效：理气活血。

使用注意：山楂易导致反酸，消化道溃疡、胃酸分泌增多者不宜多服。

方解：玫瑰花见玫瑰花茶。山楂为蔷薇科植物山里红或山楂的干燥成熟果实，性味酸甘微温，归脾、胃、肝经，具有消食健胃、行气散瘀、化浊降脂的功效。槐花为豆科植物槐的干燥花及花蕾，性味苦微寒，归肝、大肠经，具有凉血止血、清肝泻火的功效。

第六节　血瘀证

血瘀证是指瘀血内阻，以疼痛、肿块、出血及瘀血色脉为主要表现的证候。

【临床表现】疼痛如针刺刀割，痛有定处、拒按，入夜疼痛加剧；肿块在体表呈青紫色，在体内按之坚硬不移，称为癥积；面色黧黑，肌肤甲错，口唇爪甲紫暗，或皮下紫斑，或肤表丝状如缕，或腹部青筋外露，或下肢筋青胀痛，或大便色黑如柏油等；妇女常见闭经，舌质紫暗或见瘀点瘀斑，脉细涩。

【证候分析】本证常因寒邪凝滞，致使气滞血瘀；或因气虚、阳虚推动无力，从而形成血瘀；或因外伤、跌仆及其他原因等致血溢脉外，不能及时排出和消散，蓄积而成；或因湿浊、痰浊、砂石等实邪阻塞脉络，血运受阻，或因血脉空虚，血行迟缓等所致。

瘀血阻塞经脉，不通则痛，故疼痛是瘀血最突出的症状。夜间血行较缓，瘀阻加重，故夜间痛甚。瘀积不散而凝结，可形成肿块，故外见肿块色青紫，内部肿块触之坚硬不消。瘀血内阻，气血运行不畅，肌肤失养，则见面色黧黑，肌肤甲错，口唇、舌体、指甲青紫色暗等。妇女经闭、大便色黑如柏油、丝状红缕、青筋显露、舌体紫暗、脉细涩等皆为瘀血之征。

【辨证要点】本证以痛如针刺、痛有定处拒按、肿块、唇舌爪甲紫暗、脉涩等临床表现为辨证要点。

血瘀证的治疗以活血、理血、祛瘀为原则，可结合血瘀证候选择相应食疗，如因寒凝血脉者，予以温经散寒；气滞血瘀者，行气止痛；气虚血行无力者，补气活血；血热壅滞者，清热凉血。

【食养方举例】

药膳一：姜汁藕片

原料：莲藕 360g，嫩姜 100g。

做法：将嫩姜榨汁；莲藕去皮切片，锅中下适量油，倒入藕片炒至半熟，加入生姜汁，继续翻炒至熟，撒上适量盐、葱花拌匀出锅。入口时姜的辛香最为突出，藕片爽脆。

功效：散寒祛瘀，凉血解毒。

方解：藕为睡莲科植物莲的干燥根茎节部，性味甘涩平，归肝、肺、胃经，具有收敛止血、化瘀的功效，用于吐血，咯血，衄血，尿血，崩漏。生姜为姜科植物姜的新鲜根茎，性味辛微温，归肺、脾、胃经，具有解表散寒、温中止呕、化痰止咳及解鱼蟹毒的功效。

药膳二：黑豆桃仁粥

原料：黑豆 30g，桃仁 10g，粳米 100g，红糖 10g。

做法：黑豆清洗干净，浸泡半小时；粳米简单淘洗后与黑豆、桃仁一起放入电饭锅中，加水 1000mL，按煮粥模式慢煮，出锅前加入红糖 10g 拌匀食用。该款药粥米香四溢，口感绵软微甜。

功效：活血祛瘀，行气止痛。

使用注意：孕妇、凝血功能障碍如血友病、服用华法林等抗凝药的患者慎用；消渴症患者不宜加红糖。

方解：黑豆为豆科植物大豆的干燥成熟种子，性味甘平，归脾、肾经，具有益精明目、养血祛风、利水、解毒的功效。桃仁为蔷薇科植物桃或山桃的干燥成熟种子，性味苦甘平，归心、肝、大肠经，具有活血祛瘀、润肠通便、止咳平喘的功效。红糖是以甘蔗为原料，经提汁，澄清，煮炼而成，性味甘温，归脾、胃经，具有益气补血、健脾暖胃、缓中止痛、活血化瘀的功效。

药茶一：山楂红糖茶

原料：山楂 5g，红糖 8g。

做法：将山楂加水 1000mL 一起放入养生壶中煮开后，加入红糖。茶色棕红偏黄，口感酸酸甜甜。

功效：活血散瘀，通经止痛。

使用注意：山楂易反酸，消化道溃疡、胃酸分泌增多者不宜久服；消渴症患者不宜加红糖。

方解：山楂为蔷薇科植物山里红或山楂的干燥成熟果实，性味酸甘微温，归脾、胃、肝经，具有消食健胃、行气散瘀、化浊降脂的功效。焦山楂消食导滞作用增强。红糖见黑豆桃仁粥。

药茶二：桃桂花茶

原料：桃仁 2g，肉桂 1g，当归 3g，白芍 1g，玫瑰花 3g，大枣 5 枚。

做法：将桃仁、肉桂、当归、白芍、玫瑰花及红枣一同放入养生壶中，加入 1000mL 水煮开，煮开即可饮用。茶色浅棕黄，闻之有淡淡的药香，入口微甜。此药茶不宜久煮，否则苦味重。

功效：活血化瘀，温经散寒。

使用注意：孕妇慎用。

方解：桃仁见"黑豆桃仁粥"。肉桂为樟科植物肉桂的干燥树皮，性味辛甘大热，归肾、脾、心、肝经，具有补火助阳、引火归原、散寒止痛、温通经脉的功效。当归为伞形科植物当归的干燥根，性味甘辛温，归肝、心、脾经，具有补血活血、调经止痛、润肠通便的功效。白芍为毛茛科植物芍药的干燥根，性味苦酸微寒，归肝、脾经，具有养血调经、敛阴止汗、柔肝止痛、平抑肝阳的功效。大枣为鼠李科植物枣的干燥成熟果实，性味甘温，归脾、胃、心经，具有补中益气、养血安神的功效。

第七节　痰阻证

中医学认为，痰是脏腑功能失调导致水液代谢障碍而产生的病理产物，同时也是诱发其他疾病的致病因素。痰可分为咳吐而出的痰液等有形之痰与凝聚于体内却不见其形质的无形之痰。黏者称为"痰"，清稀者称为"饮"，二者形态不同，但本质一致，所以统称为痰饮。痰饮的产生与肺、脾、肾三脏密切相关。肺主通调水道、脾主运化水湿、肾主水，当肺、脾、肾的功能失调时，则会导致水液代谢和输布障碍，使得水液停滞于五官九窍、皮肉筋骨及脏腑等部位，聚而成痰。其中，脾运化功能失常，是导致现代人痰湿过盛的重要原因。随着生活节奏的加快，现代人在学习、工作和生活等多重高压下，由于情志不调、饮食不节、起居失常等因素的影响，均会伤及脾。脾气虚弱，脾失健运，则体内水液停聚，凝结成痰，导致痰湿内生。内生的痰湿聚于体内，阻滞气血运行，加重水液代谢障碍。脾为太阴湿土，喜燥恶湿，痰湿聚集则会进一步加重脾气虚弱，从而形成恶性循环。

【临床表现】肢体麻木、屈伸不利，症见痰核、瘰疬、阴疽；胸闷、气喘、咳嗽、咳痰；恶心、呕吐、痞满不舒；胸闷、心悸、胸痛等。

【证候分析】痰饮一旦形成，便会随气流窜全身，外可聚于皮肉筋骨，内可聚于五脏六腑，无处不到，进而产生不同的病变，形成痰阻。例如，痰饮流注于经络筋骨，致使气血运行不畅，可见肢体麻木、屈伸不利，甚至半身不遂，或形成痰核、瘰疬、阴疽等；痰饮阻肺，肺气不得宣降，可见胸闷、气喘、咳嗽、咳痰等；痰饮停胃，胃失和降，可见恶心、呕吐、痞满不舒等；痰阻心脉，心脉瘀阻，可见胸闷、心悸、胸痛等。同时，痰饮阻滞气血运行，留滞于脏腑、组织，阻滞气机，妨碍血行，甚至产生瘀血，故有"痰必兼瘀"之说。比如某些脏腑、组织形成的囊肿，往往就是痰瘀互结的结果。

【辨证要点】痰阻证以全身皮肉筋骨、五脏六腑出现痰湿阻滞的表现为辨证要点。

【食养方举例】

药膳一：珍珠薏米丸子

原料：瘦猪肉 200g，薏米 150g，蛋清、盐、味精、淀粉、白糖、油、料酒、葱、姜适量。

做法：提前一晚用水将薏米浸泡好，沥水备用；将瘦猪肉绞成肉馅，放入少量葱末、姜末，再放适量的盐、味精、料酒，腌制备用；把腌好的肉馅做成丸状，粘上薏米粒，搓成圆球，放入盘中，放入蒸锅，大火上气后改中火蒸 20 分钟；出锅后，用淀粉勾好芡汁，浇在丸子上即可。

功效：健脾化湿，降脂轻身。

方解：瘦猪肉脂肪含量低，更符合健康饮食标准，其中含有丰富的优质蛋白、维生素、矿物质等，食用后具有增肌、增强机体免疫力、预防及改善贫血等功效。痰阻者食用猪瘦肉，在增强机体功能的同时，可防止痰湿的进一步生成。薏米，性味甘淡凉，归脾、胃、肺经，具有健脾利水消肿、健脾渗湿止泻、渗湿除痹、降血糖等功效。痰阻者食用薏米可健运脾胃，排除体内过剩的痰湿。蛋清具有增强机体免疫力、增肌等功效。在食材中加入蛋清可补充人体所需的蛋白质，增强免疫力的同时也可增加食物间的黏合度，便于制成丸状。三种食材做成丸子食用，对痰阻者起到健运脾胃、化痰祛湿的功效。

药膳二：茯苓香菇玉笋汤

原料：玉笋 250g，茯苓 10g，香菇 100g，盐、味精、水淀粉、高汤适量。

做法：将香菇、玉笋切成丝，茯苓制成粉末，与水淀粉调和；当油锅约六七成热时，放入玉笋、香菇翻炒，加入高汤、味精、水淀粉、盐熬煮至汤汁浓稠，食材熟透，出锅即可。

功效：补中健脾，除湿利尿。

方解：玉笋内富含丰富的蛋白质、碳水化合物、膳食纤维和多种维生素、微量元素，具有保护胃黏膜、降血压、降血脂、促进胃肠运动等功效。茯苓，性味甘淡平，归心、脾、肾经，具有利水消肿、健脾渗湿的功效。香菇具有提高机体免疫力、降血压、降血脂、降胆固醇等功效。痰阻者体内多湿，在现代医学中多具有"三高"（高血糖、高血压、高血脂）表现。三种食材做汤服用，对于痰阻者起到健脾化湿、促进胃肠蠕动、降三高的作用。

药茶一：真轻松茶（三低茶）

原料：玉米须、山楂、菊花、槐花、夏枯草、荷叶、决明子、淡竹叶、桃仁、葛根，各 1～2g。

做法：将以上药材等分打成细末，混合均匀，取适量的混合粉末放入茶包中，加入适量热水冲泡，待茶汤温度适宜后饮用。

功效：除湿祛浊，降脂轻身。

方解：玉米须具有泄热通淋、平肝利胆的功效。山楂，性味酸甘微温，归脾、胃、肝经，具有消食化积、活血化瘀止痛的功效。菊花，性味辛甘苦，微寒，具有平抑肝阳、清肝明目、清热解毒的功效。槐花，性味苦微寒，归肝、大肠经，具有凉血止血、清肝泻火的功效。夏枯草，性味辛苦寒，归肝、胆经，具有清肝明目、泄热散结消肿的功效。荷叶，性味辛苦涩凉，归心、肝、脾经，具有化瘀止血、润肠通便的功效。决明子，性味甘苦咸微寒，归肝、大肠经，具有清热明目、平抑肝阳、润肠通便的功效。淡竹叶，性味甘淡寒，归心、胃、小肠经，具有清热泻火、除烦利尿的功效。桃仁，性味苦甘平，归心、肝、大肠经，具有活血化瘀、润肠通便的功效。葛根，性味甘辛凉，归脾、胃经，具有生津止渴的功效。以上食材结合在一起做成茶饮服用，具有健脾化湿、清热化瘀通便的功效。

药茶二：荷叶茶

原料：荷叶 5g，决明子 5g，玫瑰花 5g。

做法：将以上药材混合均匀，放入茶包中，加入适量热水冲泡，待茶汤温度适宜后饮用。

功效：降脂祛浊，清热祛瘀。

方解：荷叶，性味辛苦涩凉，归心、肝、脾经，具有化瘀止血、润肠通便的功效。决明子，性味甘苦咸微寒，归肝、大肠经，具有清热明目、平抑肝阳、润肠通便的功效。玫瑰花，性味甘温，归肝、脾经，具有活血化瘀、疏肝理气的功效。三种食材结合在一起做成茶饮服用，具有清热化瘀通便的功效。

痰阻的食养应以清淡为主要原则，并以健脾利湿、行气化痰为主。建议少食肥肉及甜腻、油腻的食物，选择具有芳香醒脾、淡渗利湿、辛温燥湿和化痰散结功效的食物，如葱、蒜、金橘、薏苡仁、绿豆、萝卜、海藻、海带、冬瓜等。此外，湿邪易郁而化热，遇到有湿郁化热表现者，饮食可选择甘寒、苦寒、甘平、淡渗泄热的食物，少食滋腻甘酸的火锅、烧烤、烹炸等辛温助热的高热量食物，戒除烟酒。也可以选择多食五谷粗粮，如稻米、糙米、黄米、玉米、小米、小麦、大麦、荞麦、燕麦、红豆、绿豆等，以及水稻、小麦以外的杂粮，如南瓜子、核桃、薏苡仁等。同时，除食养外，痰湿过盛者痰浊内蕴、水湿内停，可酌情服用化痰祛湿方药。常用中药有白术、苍术、防己、泽泻、荷叶、橘红等，常用方剂有四君子汤、二陈汤、香砂六君丸、苍术导痰汤等。

第八节　邪积证

邪积证是指外感六淫之邪积聚于人体而导致人体阴阳失衡的证候。本书以常见的热邪积滞为例进行说明。

热邪是人体内外因素共同作用形成的火热邪气，分为外感和内伤两类。外感热证因肺合皮毛，外邪侵入腠理，首先犯卫，引起发热、咽痛等相关证候，此为表热证，多见于疾病初起；若热邪不解或其他邪气化热入于气血，则为里热证，多见于疾病中后期，多属实热证。内伤热证由病理产物如痰湿、瘀血等蕴积日久，或阳气过盛、五志过极、阴虚化热等因素引起，常转化为热邪。热邪淤积在内易形成热积，常可积聚于肝、心、脾、肺、胃、胆、小肠、大肠、膀胱等脏腑，易伤津血、耗气扰神。

【临床表现】身热烦躁，面目红赤，唇红而干，咽燥口渴，喜冷饮，痰涕黄稠，吐血、衄血，烦躁不宁，神昏谵语，大便秘结，小便短赤，舌红，苔黄，脉数等。

【证候分析】热为阳邪，易伤神、伤津、耗气血，故见身热烦躁，面目红赤，唇红而干，咽燥口渴，喜冷饮，大便秘结，小便短赤；热邪燔灼津液，故见痰涕黄稠；热易动血，迫血妄行，故见吐血、衄血；热扰心神，故见烦躁不宁，神昏谵语；舌红，苔黄，脉数为热证常见的舌苔和脉象。

【辨证要点】热积以全身热邪亢盛、伤津、耗气血的表现为辨证要点。

【食养方举例】

药膳一：绿豆藕

原料：绿豆 100g，藕 200g。

做法：将绿豆在清水中浸泡约 2 小时，沥干备用；莲藕去皮，切成片状或块状备用；锅中放入适量清水，加入绿豆和藕，先用大火煮沸，然后转小火煮 20~30 分钟，煮至绿豆软熟即可食用。

功效：清热解毒，明目止渴。

方解：绿豆具有清热解毒、消暑利尿、降脂的功效。藕具有清热凉血、止血补血的功效。两种食材结合在一起食用，对于热积者，具有清热解毒、消脂的功效。

药膳二：绿豆粥

原料：绿豆 50g，薏米 50g，杏仁 50g，粳米 50g。

做法：将绿豆、薏米、杏仁、粳米洗净备用；将绿豆和粳米冷水下锅，水开后小火慢煮 30 分钟，待绿豆和粳米软烂；放入薏米、杏仁，继续熬煮 30 分钟，煮至所有食材软烂后，开锅即食。

功效：清热解毒，渗湿利水。

方解：绿豆具有清热解毒、消暑利尿、降脂的功效。薏米，性味甘淡凉，归脾、胃、肺经，具有利水消肿、健脾渗湿止泻、清热排脓、降血糖的功效。杏仁，性味苦温，归肺、大肠经，具有止咳平喘、润肠通便的功效。粳米，性味甘平，具有健脾益气、除烦渴的功效。以上食材结合在一起煮粥食用，对于热积者，具有清热解毒、清湿热的功效。

药茶一：竹叶银花茶

原料：淡竹叶 5g，金银花 5g，绿茶 5g。

做法：将以上药材混合均匀，放入茶包中，加入适量的热水冲泡，待茶汤温度适宜后饮用。

功效：清热解毒，解暑利湿。

方解：淡竹叶，性味甘淡寒，归心、胃、小肠经，具有清热泻火、除烦利尿的功效。金银花，性味甘寒，归肺、心、胃经，具有清热解毒、散结消肿、疏散风热的功效。绿茶，具有醒脑提神、利尿解乏、缓解疲劳、抗衰老等功效。以上食材结合在一起代茶饮，对于热积者，具有清热解毒的功效。

药茶二：菊花茶

原料：菊花 5g，金银花 5g，白糖适量。

做法：将菊花、金银花混合均匀，放入茶包中，加入适量热水冲泡，根据个人口味放入适量白糖，搅拌溶化待茶汤温度适宜后饮用。

功效：清热解毒，明目祛风。

方解：菊花，性味辛甘苦微寒，具有疏散风热、平抑肝阳、清肝明目、清热解毒的功效。金银花，性味甘寒，归肺、心、胃经，具有清热解毒、散结消肿、疏散风热、凉血止痢的功效。白糖，性味甘平，具有润肺生津、补中益气、化痰止咳的功效。以上食材结合在一起代茶饮，对于热积者，具有清热解毒、疏肝明目的功效。

热积的食养应以清淡为主要原则，以清热解毒化积为主，避免食用辛辣刺激、生冷油腻、大补的食物，应适当多吃一些具有清热、解毒、去火作用的食物，如绿豆、藕、西瓜、苦瓜、黄瓜等，同时，应保证充足的水分摄入。对于不同类型及不同病位的热证，还可采用中药进行调理，常用的中药有决明子、金银花、栀子、桑叶、荷叶、菊花、蒲公英等。

第五章
常见疾病的食物养生

扫一扫，查阅
本章PPT等
数字资源

学习目标

通过本章的学习，学生能够熟悉常见疾病的相关知识、饮食管理原则及常见食疗方法，掌握饮食在疾病养生中的重要作用。具体包括：掌握常见疾病饮食管理中食物的具体调配和应用方法，熟知各类疾病的概念与典型临床症状；熟悉临床疾病分类及常见疾病的基础知识，还有与之相关的食物养生原理；了解食物养生在饮食管理中的运用原则、不同阶段目的、注意事项，以及中医药辨证运用方法。

临床常见疾病与我们的生活和工作密切相关，饮食合理与否，决定着疾病的发生、进展和预后。在疾病的预防和治疗中不可忽视平时生活中食物的作用。食物养生既可以在疾病控制和后期调养中发挥重要作用，同时，科学的食物养生方法也可以预防或减少疾病的发生。本章主要讲述常见疾病的相关知识、饮食管理、预防及常见食疗方。

第一节　呼吸系统疾病

临床中常见的呼吸系统疾病包括哮喘、支气管炎、肺炎、肺结核等。许多呼吸系统疾病的发生、发展、康复及预防，均与饮食密切相关。

一、支气管哮喘

（一）概述

支气管哮喘（以下简称哮喘），是一种由嗜酸性粒细胞、肥大细胞和 T 淋巴细胞等多种炎症细胞共同参与的慢性炎症性气道过敏性疾病。其临床表现为反复发作的喘息、气急、呼吸困难、胸闷或咳嗽等，常在夜间和（或）清晨发作或加重，多数患者可自行缓解，或经治疗后缓解。哮喘易并发慢性支气管炎、肺气肿、气胸、慢性肺源性心脏病等疾病。

本病属中医学"哮病"范畴，主要病机是宿痰内伏于肺，因外邪侵袭、饮食不节、体虚劳倦等诱因，致使痰阻气道，肺气上逆，气道挛急而发病，其发病与遗传、饮食、劳倦、体质、环境等因素有关。

（二）饮食管理

在急性期，饮食宜清淡，可适当多食用高蛋白、高热量食物，以及富含维生素 A、维生素 C

及钙的食物。应避免高钠饮食，因为高钠会增强支气管的反应性，从而提高支气管哮喘的发病率和死亡率。

中医学认为，生冷、肥甘厚味等食物易助湿生痰，应当避免食用；当哮喘合并感染时，因存在咳痰困难、口干、口苦等症状，不宜进食羊肉、麻雀、乳鸽之类燥热耗津的食物。在哮喘缓解期，药膳疗法常以补益为主，阳虚者应予温补，阴虚者则予滋养，可相应采用补肺、补脾、补肾等方法。

中医认为，诸多"发物"可以酿湿生热，加重本病。例如，水产品中的鲤鱼、鲢鱼、蛤蜊、带鱼、黄鱼、螃蟹、虾等；禽畜肉类中的狗肉、猪头肉、驴肉、鸡肉等；蔬菜中的秋茄子、芹菜、韭菜、笋等；调味品中的椒、葱、蒜、甜酒酿等，均应尽量避免食用。

（三）饮食预防

日常饮食应避免过食生冷，以免损伤脾胃，造成寒饮内停；同时避免肥甘厚腻或发物，防止积痰生热，壅塞气道。一旦遭遇外感就容易引发本病。

（四）食养方举例

苏果粥

原料：紫苏子 6g，白果 10g，红糖 20g，粳米 50g。

做法：先将紫苏子水煎，去滓取汁；再将白果与粳米煮粥，待粥煮熟后，加入紫苏子药液调匀即成。

功效：本品具有宣肺平喘的功效，适用于支气管哮喘属寒哮者。

二、慢性支气管炎

（一）概述

慢性支气管炎是指气管、支气管黏膜及其周围组织的慢性非特异性炎症。其特点是以经年累月的咳嗽、咳痰或伴有喘息反复发作的慢性过程为特征。这是临床上一种常见且多发的疾病，以老年人多见。随着病情进展，患者可能出现肺气肿、慢性阻塞性肺疾病、肺动脉高压、肺源性心脏病等并发症，严重影响生活质量。

其致病原因主要与理化刺激、呼吸道局部防御功能和免疫功能低下有关。此外，平时饮食不节制和机体对食物的敏感性异常也容易诱发本病。

本病属中医学"咳嗽""喘证""痰饮"等范畴，与生冷饮食、嗜食肥甘厚腻及过量饮酒，损伤脾胃，致使湿浊痰饮内生，加之外感，引动伏饮相关。在急性发作期，多由外邪所致，以实证居多；在慢性迁延期，肺脾肾不足为虚，尤以虚实夹杂之证多见；在临床缓解期，多见肺脾肾虚损，或夹杂痰瘀之邪作祟。

（二）饮食管理

对于本病，在饮食方面需要注意摄入足够的热量、蛋白质及富含维生素的食物，保证饮食清淡、易于消化，如鱼类、瘦肉、蛋类、核桃、大豆制品、新鲜蔬菜和水果等。这些食物有助于稀化痰液，减轻咽喉刺激，从而缓解咳嗽。同时，要控制盐的摄入量。

应忌食生冷、油腻、辛辣的食物，以免刺激气管引发阵发性咳嗽；避免食用容易引起过敏的食物，如虾皮、虾米、螃蟹、鸡等；咸菜、霉变食品对慢性支气管炎病情不利。

中医学注重根据辨证结果选择食物，若痰热郁肺，可选择清热化痰类食物，如冬瓜、薏苡仁、茭白等；肺阴不足，可选择沙参、麦冬、石斛、百合等润肺滋阴；脾虚胃弱，可选择山楂、麦芽、鸡内金、金橘等健脾和胃。

（三）饮食预防

日常应避免烟酒和辛辣之品，防止熏灼肺胃；也要避免过食肥甘厚腻，以免伤及脾胃，致使痰浊内生。可适当选择山药、百合、沙参等润肺生津之品。此外，适当多饮水，保持呼吸道湿润，促使痰液稀释，利于痰液排出。

（四）食养方举例

葱豉三子饮

原料：葱白 12g，淡豆豉 15g，紫苏子 10g，葶苈子 10g，莱菔子 15g。

做法：先将紫苏子、葶苈子、莱菔子煮沸后下葱白、淡豆豉，再煮 5~10 分钟，去滓取汁，加入红糖即成。

功效：本品具有降气化痰、止咳平喘的功效，适用于慢性支气管炎属风寒袭肺者。

第二节　心血管系统疾病

常见的心血管系统疾病包括高血压、冠状动脉粥样硬化性心脏病（简称冠心病）、心律失常、心力衰竭等。这类疾病的临床发病率高，部分心血管疾病，如恶性心律失常、心肌梗死、顽固性心力衰竭等，预后较差。通过日常饮食管理和药食调理，可以有效加强对这类疾病的防治。

一、高血压

（一）概述

高血压的定义为：在未使用降压药的情况下，诊室血压 ≥140/90mmHg；或家庭血压 ≥135/85mmHg；或 24 小时动态血压平均 ≥130/80mmHg，白天血压 ≥135/85mmHg，夜间血压 ≥120/70mmHg。依据诊室血压水平，高血压分为 1 级、2 级和 3 级；根据血压水平、心血管危险因素、靶器官损害、临床并发症，以及糖尿病和慢性肾病等并发症进行心血管危险分层，分为低危、中危、高危和很高危 4 个层次。

许多高血压患者无任何不适症状，部分患者可出现头痛、头晕、胸闷、心悸、耳鸣、乏力、四肢麻木等症状，但是这些症状没有特异性。部分患者虽无症状，却已发生靶器官损害。若发生高血压危象，可导致卒中、意识丧失、失忆、心肌梗死、肾功能损害、主动脉夹层、心绞痛及子痫等严重情况。

本病属中医学"眩晕""头痛""风眩"等范畴。饮食不节，嗜食肥甘厚腻等因素与本病密切相关，其病因多涉及风、火、痰、瘀、虚。

（二）饮食管理

合理膳食是防治高血压的重要手段。正常高值血压，以及高血压患者应掌握膳食管理的原则与方法。推荐采用 DASH（Dietary Approaches to Stop Hypertension）饮食模式，该模式强调食用新鲜蔬菜、水果、低脂（或脱脂）乳制品、禽肉、鱼、大豆和坚果，此类食物饱和脂肪和胆固醇水平低，富含钾镁钙等微量元素、优质蛋白质和纤维素，同时减少含糖饮料和红肉的摄入。坚持 DASH 饮食有助于降低血压，并能够有效降低心血管事件和全因死亡风险。

中医学依据临床表现选用相应的药食进行调治。对于高血压早期肝阳上亢者，可选用平肝潜阳的药食，如天麻、菊花等；中期阴虚阳亢者，可选用育阴潜阳的药食，如生地黄、麦冬、玉竹等；后期阴虚及阳者，可选用兼补阴阳的药食，如杜仲、牛膝等。因瘀血阻络、痰浊内蕴在高血压整个病程中均可兼夹出现，故常配合使用活血通络、燥湿化痰的药食。

（三）饮食预防

高血压的常见病因包括高钠低钾饮食、超重和肥胖（尤其是中心型肥胖）、过量饮酒、长期精神紧张、缺乏体力活动等，其他危险因素有年龄、高血压家族史、合并糖尿病、血脂异常等。因此，饮食上应多摄入富含钾镁钙的食物，如谷类包括绿豆、山药、薏米、黑米等；菜类包括含有硝酸盐的新鲜蔬菜、芹菜、豆荚类、豆腐等豆制品、牛油果、坚果、奇亚籽，其他如海带、菠菜、茼蒿、冬瓜、银耳、生莲藕、黑木耳等；果类包括木瓜、无花果、乌梅、石榴、枸杞子、柠檬、山楂等；肉类包括鲫鱼、鸭肉、海蜇、牡蛎、海参等。同时，应避免食用辛辣温燥的食物，如羊肉、韭菜、葱、姜、蒜、辣椒、花椒、桂皮、荔枝、桂圆、狗肉等。

（四）食养方举例

海带绿豆粥

原料：海带 50g，绿豆 60g，粳米 100g。

做法：海带洗净切碎，绿豆充分浸泡后与粳米一同加水熬煮 30 分钟，放入海带再熬煮 15 分钟即可。每日 1 次。

功效：本品具有清热利尿、化痰醒神的功效，适用于中老年人群血压偏高属痰热内蕴者。

二、冠状动脉粥样硬化性心脏病

（一）概述

冠心病在早期一般无明显症状。当冠状动脉发生狭窄或闭塞，导致心肌缺血、缺氧甚至坏死，引发胸闷胸痛等症状时，称为心绞痛。该疾病还会导致心律失常、心力衰竭，表现为心悸、头晕、呼吸短促等。

本病属中医学"胸痹心痛"范畴，病因多为年老体虚、饮食不当、情志失调、寒邪内侵，导致正气亏虚，痰浊、瘀血、气滞、寒凝，从而引起心脉痹阻不畅。

（二）饮食管理

冠心病患者的饮食方式推荐选择中国心脏健康饮食（Chinese Heart-Healthy Diet, CHH）模式或地中海饮食模式。CHH 模式是基于《中国膳食指南》提出的，主要通过改变烹饪方式以减少食用油的使用，增加蛋白质、豆类和乳制品等的摄入，增加全谷物、膳食纤维及钾镁钙的摄入，减少钠的摄入。地中海饮食模式是被各项指南广泛推荐的饮食方式，其以植物类膳食为主，包括全谷物类制品、水果、蔬菜、豆类、坚果类等；在动物蛋白摄入方面，以鱼和海鲜为主，并且以橄榄油代替其他油脂的摄入。

中医可依据辨证结果选用相应药食进行调治。例如，若寒凝心脉，可选用祛寒活血、宣痹通阳的药食，如干姜、薤白等；气滞心胸，可选用疏调气机的药食，如陈皮、枳实等；痰浊闭阻，可选用豁痰开结的药食，如半夏、瓜蒌等；瘀血痹阻，可选用活血化瘀通脉的药食。如当归、丹参等；心气不足，可选用补养心气的药食，如甘草、党参等；心阴亏损，可选用滋阴养心的药食，如玉竹、麦冬等；心阳不振，可选用温阳益气的药食，如附子、淫羊藿等。

（三）饮食预防

日常饮食宜清淡低盐，避免食用肥甘厚腻，同时要节制烟酒。可根据个人体质，适当增加高良姜、佛手、玫瑰花、沙棘、苏子、桃仁、红花等具有温阳活血通络功效的药食。

（四）食养方举例

山楂桃仁粥

原料：山楂 10g，桃仁（去皮、尖）10g，大米 100g，白糖适量。

做法：将山楂、桃仁加水煮 30 分钟，取其煎液去渣，加入洗净的大米煮粥，粥熟加适量白糖即可。

功效：本品具有活血化瘀、理气止痛的功效，适用于冠心病属瘀血证者。

第三节　神经系统疾病

常见的神经系统疾病包括脑出血、脑梗死、帕金森病、阿尔茨海默病、癫痫等。这些疾病发病率高、症状复杂且危害性大。饮食的管理与预防对这些疾病的发生发展有着重要的作用。

一、脑出血和脑梗死

（一）概述

脑出血发病凶险，病情变化快，致死率和致残率高。起病突然，常在情绪波动、用力过度、用力排便、气候变化和饮酒过度等情况下诱发。患者常突感头痛、头胀、呕吐，并可迅速进展到肢体感觉异常，甚至昏迷等状态。

脑梗死常在安静状态或睡眠中起病，患者多有高血压、糖尿病和冠心病等基础疾病病史。多表现为偏瘫、偏身感觉障碍、失语、共济失调等，部分患者可有头痛、呕吐、昏迷，甚至死亡等。

本病属中医学"中风"范畴，以猝然昏仆，不省人事、半身不遂、口舌㖞斜为主要症状。

（二）饮食管理

急性期以手术或内科治疗为主，患者大多需要禁食。急性期过后，可考虑鼻饲或逐步放开进食。此时的食物选择以易消化、高蛋白、低盐、低脂肪、低糖为主，以维持足够热量；增加粗粮、瓜果和蔬菜摄入量，以保持大便通畅；减少猪油、肥肉、动物内脏等高胆固醇食物的摄入；禁止食用汤食或干硬食物，以防发生呛咳。

恢复期和后遗症期更应该注重饮食管理，以将血糖和血脂调节到合理范围。日常饮食应以高蛋白、高纤维素食物为主，如豆类、全麦面包、芹菜等；适当增加蜂蜜、荸荠、香蕉等利于大便排出的食物，避免血压过度波动。

中医学尤其注重根据辨证结果选用合适的食物，以促进疾病康复。痰热较盛者，可选用薏苡仁、冬瓜、雪梨、丝瓜、鲫鱼等清热化痰利湿；气虚为主者，可选用党参、黄芪炖汤食用以益气；阴虚火旺者，可选用百合、麦冬、生地黄等养阴清热。

（三）饮食预防

合理饮食对预防脑出血和脑梗死至关重要。饮食宜以高纤维化、高维生素和适量蛋白为主，做到健康合理饮食。平时需要注意避免高脂肪食物，以减少动脉硬化的发生；减少高盐饮食，以利于血压控制；控制高糖饮食，降低代谢综合征和心脑血管事件发生概率；忌用兴奋性食物，如辛辣食物、酒、浓茶、咖啡等。

中医认为，中风的发生与嗜食肥甘厚腻、辛辣刺激食物，或饮酒过度，伤及脾胃，酿生痰热有关，应当避免。所以饮食宜清淡，不可过量，防止肥胖。平时可适当增加健脾化湿、活血通络的食物。

（四）食养方举例

沙棘菊花饮

原料：沙棘 30g，菊花 10g，陈皮 5g。

做法：将三种药物洗净后水煎，不拘时服。

功效：本品具有清热平肝、健脾明目的功效，适用于脑出血、脑梗死、帕金森病或阿尔茨海默病属肝阳上亢者。

二、帕金森病

（一）概述

帕金森病是一种好发于中老年人的神经退行性疾病。主要表现为震颤、肌张力增高、运动障碍、姿势和平衡障碍等。起病缓慢，病情逐渐加重。

本病属中医学"颤证"范畴，是以头部或肢体摇动、颤抖、不能自制为主要症状的一种疾病。轻者表现为头摇动或手足微颤，重者可见头部振摇、肢体颤动不止，甚则肢节拘急，失去生活自理能力。

（二）饮食管理

本病的饮食主要在于保障患者充足的热量需求，尽量选取易于消化、吸收、咀嚼和吞咽的食物。晚餐应合理摄入优质蛋白质，以减少蛋白质对左旋多巴类药物的影响；适当增加糖类的补充；控制脂肪的摄入；增加高维生素、高纤维素的摄入；注意营养均衡。

研究显示，地中海饮食（以蔬菜、水果、鱼类、五谷杂粮、坚果和橄榄油为主）可改善帕金森患者的认知能力。以蔬菜、水果和鱼类为主的饮食，甚至素食，也可延缓帕金森病的进展。

中医学根据患者相关证候进行合理的饮食补充。肝阳上亢者，可加用生地黄、龟肉、天麻等凉血平肝；痰热风动者，可选用桑叶、芦根、瓜蒌、薏苡仁等清化痰热；气血阴阳不足者，可选用党参、枸杞子、阿胶、生地黄等益气养血、滋阴助阳；髓海不足者，可选用鹿角、龟甲、熟地黄、鸡子黄等益髓助脑。

（三）饮食预防

诸多饮食结构有助于降低帕金森病的发病风险，如地中海饮食、日本饮食或者素食等。为预防和减少帕金森病的发生，可适当增加蔬菜、水果、坚果、鱼类等食物的摄入；而高热量、高脂肪、高蛋白，缺乏纤维素、维生素和矿物质的饮食则会增加帕金森病的发病风险，应当避免。

中医认为，本病与过食膏粱厚味或嗜酒成癖，损伤脾胃，致使痰浊阻滞经络有关；或者过食生冷，损伤脾胃，导致气血不足，筋脉失养有关。所以预防本病在于利湿化浊、顾护脾胃、滋养气血，饮食宜选择冬瓜、鲫鱼、山药等清淡食物，避免滋腻而生他病。

（四）食养方举例

百合莲子薏仁粥

原料：百合 50g，莲子 50g，薏苡仁 30g，粳米适量。

做法：洗净后煮粥，分次服用。

功效：本品具有清热养阴、健脾利湿的功效，适用于脑出血、脑梗死、帕金森病或阿尔茨海默病属湿热内蕴者。

三、阿尔茨海默病

（一）概述

阿尔茨海默病是一种隐匿起病、进行性发展的神经系统退行性疾病，以显著的记忆障碍和其他认知功能损害为主要表现，是老年期痴呆的主要类型。

本病属中医学"痴呆"范畴，以获得性智能缺损为特征，以善忘、失语、失认、失用、执行不能或生活能力下降等为主要症状。本病与饮食失节有一定的相关性。多因饮食不调，损伤脾胃，致使痰湿内生，上蒙清窍；或因饮食失养，气血不足，脑失所养，发为本病。

（二）饮食管理

由于本病患者存在认知和行为障碍，须注意加强饮食护理，以确保充足的总热量摄入。合理的饮食搭配应注重膳食纤维和维生素的补充，以保持大便通畅。

研究显示，一种以低碳水化合物、中等蛋白质和高脂肪为特点的生酮饮食，可使人体产生大量的酮体，代替葡萄糖作为大脑的能量底物，诱导神经保护作用，从而提高本病患者的认知和语言能力。但该饮食方式也存在食欲减退、消化不良等不良反应，需要仔细权衡利弊。其他如地中海饮食、减少饮酒和低饱和脂肪酸摄入的饮食也可改善本病症状。

中医学对于本病重视增加补肾填精的饮食摄入。可选用血肉有情之品，如巴戟天、狗脊、鹿茸、冬虫夏草以补肾温阳；熟地黄、山茱萸、枸杞子、黄精、龟甲等滋肾填精。同时，配合化痰活血类食物，如薏苡仁、贝母、鲫鱼、冬瓜、山楂、丹参等，避免滋腻助湿。

（三）饮食预防

预防本病需要避免血压升高、动脉硬化、脑血管病变等，所以平时注意保持合理的膳食结构，保持低糖、低盐、低脂饮食；增加鱼、瘦肉、核桃和大豆的摄入，有利于脑细胞的修复和营养供给。应避免长期食用肥甘厚腻和生冷饮食，以防助湿生痰。平时可适当食用益脑填精的食物，如核桃、芝麻、熟地黄、沙苑子等。此外，绿茶对于预防本病也有一定的作用，可以适当饮用。

（四）食养方举例

龟肉黑豆汤

原料：乌龟1只（约250g），黑豆30g，冰糖适量。

做法：将乌龟去甲洗净切成块，先用清水煮5分钟，然后放入黑豆，用文火熬至龟肉熟透，添入冰糖，食用龟肉及黑豆，并喝汤。

功效：本品具有滋阴补肾的功效，适用于脑出血、脑梗死、帕金森病或阿尔茨海默病等属肝肾阴虚者。

第四节　消化系统疾病

临床常见的消化系统疾病包括慢性胃炎、肠易激综合征、便秘、高脂血症、脂肪肝、胆囊炎等。饮食的调节和合理摄入对于消化系统疾病的预防和康复具有重要的作用。

一、慢性胃炎

（一）概述

慢性胃炎是指由不同病因引发的各种慢性胃黏膜炎性病变，是临床中的常见病和多发病。根据病理特点，可以分为慢性浅表性胃炎、慢性萎缩性胃炎和慢性肥厚性胃炎三种类型。

本病属中医学"胃脘痛""嘈杂""痞满""呕吐"等范畴。主要由饮食、外邪、情志所致，形成虚实夹杂之证，并可兼夹瘀、食积、气滞、痰饮等。

（二）饮食管理

长期有效的饮食管理对慢性胃炎的症状改善和病理改变至关重要。患者饮食宜选用易于消化且无刺激性的食物，如半流质或少渣饮食。当胃酸分泌过多时，可选用牛奶、馒头或面包等淀粉类食物来中和胃酸；对于胃酸缺乏的患者，可适当进食酸性食物，如山楂、橘子等，以刺激胃液分泌，帮助消化。应少食含纤维多、不易消化、脂肪含量过高、亚硝酸盐含量较高的食物，如红烧肉、咸菜等。

对于症状比较明显的慢性胃炎患者，需要根据不同证候辨证选择食物。若为寒湿客胃者，可选用生姜、砂仁、陈皮、青椒等；饮食伤胃者，可选用山楂、莱菔子、麦芽等；脾胃虚弱，可选用山药、党参、甘草等；胃阴不足者，可选用麦冬、玉竹、石斛等。

诸多药食同源之品具有较好的调补胃黏膜的作用，如石斛、芡实、茯苓、大枣、山药、人参、莲子、百合等，都是制作药膳的理想原料。另外，海螵蛸与浙贝母等份研末口服，可用于治疗胃酸分泌过多；凤凰衣烘干研末服用，有助于修复损伤的胃黏膜。

（三）饮食预防

平时应养成良好的饮食习惯，饮食要规律，不可过饥或过饱，杜绝暴饮暴食。避免对胃有刺激的辛辣、生冷、难以消化的饮食及药物。避免饮酒和摄入肥甘厚腻的食物，以防损伤脾胃。

（四）食养方举例

养胃莲子粥

原料：莲子 30g，山药 30g，粳米 100g。

做法：将莲子、山药、粳米洗净，一同放入锅中，加入适量清水煮粥。

功效：本品具有健脾和胃的功效，适用于慢性胃炎属脾胃虚弱者。

二、肠易激综合征

（一）概述

肠易激综合征是一种持续或间歇发作，以腹痛、腹胀、排便习惯和（或）大便性状改变为临床表现的疾病。本病肠道无结构上的缺陷，但对刺激的生理反应过度或出现反常现象。发病以中青年人群为主，发病年龄为 20~50 岁，女性较男性多见，有家族聚集倾向，常与其他胃肠道功能紊乱性疾病如功能性消化不良等并存。

本病属中医学"腹痛""泄泻""便秘"等范畴。中医认为，本病的形成与饮食不节密切相关，导致脏腑气机不利，经脉气血阻滞，脏腑经络失养。其病因涉及寒、热、虚、实、外感、内伤、情志等多个方面，这些因素相互联系，相互影响，相因为病，或相兼为病，病变较为复杂。

（二）饮食管理

饮食的主要原则在于避免对胃肠道的过度刺激。应避免食用易引起过敏的食物，尤其是海鲜类食物；避免摄入过量的脂肪及刺激性食物，如咖啡、浓茶、酒精等；避免容易在胃肠道产生气体的食物，如奶制品、大豆、扁豆等；高纤维素饮食，如麸糠、玉米、糙米等，可刺激肠道运动，加重病情，应予以避免。平时饮食少食多餐，宜选用清淡、易消化的饮食，如米汤、粥、藕粉等。

根据患者的体质特点辨证选择相应的食物。对于暴泻者，应减少进食量，宜食用米粥、芡实、山药等健胃涩肠；虚寒久泻者，可予姜汤、砂仁、陈皮等理气暖胃；食积胃肠者，可进食山楂、麦芽、谷芽、薏苡仁、陈皮等消食和中。

（三）饮食预防

平日应避免过嗜生冷油腻、肥甘厚味，杜绝暴饮暴食，以防湿邪内生，饮食积滞；避免食用不洁饮食而致泻痢，损伤肠胃功能。肠胃功能不良者，可适当增加药食同源之品，如山药、薏苡仁、茯苓、芡实等。

（四）食养方举例

山药芡实粥

原料：山药 30g，芡实 20g，粳米 50g。

做法：将山药与芡实洗净，放入砂锅中煎汤，取汁去滓；将粳米淘净后与药汁一同放入锅内煮粥，粥成后即可食用。

功效：本品具有健脾止泻的功效，适用于肠易激综合征属脾胃虚弱者。

三、功能性便秘

（一）概述

功能性便秘是指缺乏器质性病因，没有结构异常或代谢障碍，且排除外肠易激综合征的慢性便秘。功能性便秘的病因并不十分明确，可能是受年龄、食物、精神心理等多因素的影响。

本病属中医学"便秘"范畴，中医认为，本病由过食辛辣厚味或嗜酒等因素导致胃肠积热，肠道失于濡养所致。其基本病机为大肠传导失常，且与肺、脾、胃、肝、肾等脏腑的功能失调有关。

（二）饮食管理

饮食调治对功能性便秘的康复至关重要。饮食管理的要点包括以下几个方面：

1. 多喝水 晨起饮足量的淡盐水或蜂蜜温水，以促进肠蠕动，温和清洗肠道，每天应保证充分的饮水量，以软化粪便，但不宜过多饮茶或含咖啡的饮料，以免利尿过度。

2. 食物应粗细搭配 增加膳食中的纤维素含量，多吃富含粗纤维的粗粮、蔬菜（芹菜、韭菜、菠菜、萝卜、莲藕）、水果（香蕉、苹果、梨）等，粗纤维可增大粪便体积，提高粪便的含水量，促进肠内有益细菌的增殖，刺激肠壁，进而促进肠道蠕动。

3. 多食用富含植物油脂的食品 黑芝麻、麻子仁、胡桃仁、松子仁、杏仁、葵花籽、蜂蜜等，均有润肠通便的作用。

4. 辨证选择相应的通便食物 热秘证宜选用生地黄、麦冬、玄参、雪梨、西瓜汁等；气虚秘可选用黄芪、芝麻、蜂蜜等；阴血虚秘可选用当归、阿胶、生地黄、玉竹等；阳虚秘宜选用肉苁蓉、鹿角胶、牛膝等。严重者，可配合食物药物灌肠等外治法进行治疗。对于年老体弱患者及便秘日久的患者，需要避免过度用力努挣而诱发痔疮、便血，甚至真心痛。

（三）饮食预防

日常饮食应注意饮食清淡，避免过食辛辣厚味或饮酒无度，亦不可过食寒凉生冷食物；多吃粗粮果蔬，多饮水。同时，应该避免久坐少动，养成定时排便的习惯；避免过度精神刺激，保持心情舒畅。

（四）食养方举例

火麻仁芝麻粉

原料：火麻仁 50g，黑芝麻 50g。

做法：将火麻仁和芝麻共同研成细末，充分搅拌均匀，装瓶封存备用。用时以温开水送服。

功效：本品具有润肠通便的功效，适用于便秘属血虚秘者。

四、非酒精性脂肪性肝病

（一）概述

非酒精性脂肪性肝病是一种无过量饮酒史，以肝实质细胞脂肪变性为特征，与胰岛素抵抗和遗传易感密切相关的临床病理综合征。按病程和组织学改变，本病可分为单纯性脂肪肝、脂肪性肝炎和脂肪性肝硬化。

本病属中医学"肝癖""胁痛""积聚"等范畴，与饮食失调，水谷不得化生精微等因素密切相关。

（二）饮食管理

饮食管理是本病治疗的基础。首先，应该控制总热量的摄入，根据个体需求严格限制热量的过度摄入；其次，应注意饮食结构的合理，减少脂肪摄入，合理控制蛋白和碳水化合物的摄入量，增加高纤维食物摄入。平时食品烹饪宜采用煮、蒸、烩、炖等方法，少采用油炸、炒、烤、熏的方法。

辨证选用相应的食物有助于本病的调治。痰湿内盛者，可选用山药、茯苓、薏苡仁、赤小豆等；脾虚不运者，可选用党参、黄芪、白扁豆、莲子、麦芽等；脾肾阳虚者，可选用干姜、肉苁蓉、鹿茸、枸杞子等。

许多药食同源之品，如荷叶、山楂、茯苓、枸杞子、荷叶、黄精、人参等，具有一定的调节血脂、减重等作用，可单味食用或烹饪加工成为食品、菜肴。日常食物如茄子、海带、芹菜、洋葱、苦瓜、大蒜、猕猴桃、葡萄等，有辅助降脂作用；各种茶类，如普洱茶，也有降脂减重等作用。

（三）饮食预防

日常饮食应以清淡平和、营养丰富均衡为宜；避免多吃油腻、油炸、辛辣食物；适当选用药食同源药物，如丹参、山楂、决明子、郁金、荷叶、白术、党参等，来制作药膳用于日常调养。

（四）食养方举例

荷叶山楂饮

原料：鲜荷叶 60g，生山楂 10g，银耳 10g，冰糖少许。

做法：先将银耳以开水泡发至软，洗净后撕成小块；荷叶、生山楂洗净后一同入锅，加2000mL 水，大火煮沸后改用小火煮 20 分钟，然后去渣，放入银耳，小火炖至黏稠，加入冰糖，待糖融化后关火。

功效：本品具有化浊降脂的功效，适用于脂肪肝属食滞痰阻者。

第五节　泌尿系统疾病

临床中常见的泌尿系统疾病包括慢性肾小球肾炎、慢性肾衰竭、尿路感染、肾结石，以及由各种原因所致的慢性肾脏病等。此类疾病发病率逐年增高，症状复杂且危害性大。合理的饮食管理可有效减少和消除蛋白尿、血尿，并显著延缓肾脏病的进展。本节主要阐述慢性肾脏病和尿路感染的饮食管理和预防。

一、慢性肾脏病

（一）概述

慢性肾脏病是由各种原因导致的肾脏结构或功能异常持续超过 3 个月的慢性疾病。临床上可表现为不同程度的蛋白尿、水肿、高血压、高脂血症、贫血、电解质紊乱等。早期患者可无任何症状，多在体检时发现；晚期则可表现为食欲下降、恶心、呕吐、水肿、酸中毒等尿毒症症状。

依据肾小球滤过率的水平，慢性肾脏病可分为 5 期。慢性肾脏病已成为全球范围内日益严峻的公共健康问题之一。

本病属中医学"水肿""关格""肾风""溺毒"等范畴。与饮食劳倦存在一定的相关性，主要涉及脾、肾、心、肺、肝、三焦等脏腑。

（二）饮食管理

对慢性肾脏病患者进行合理的饮食管理，可使患者保持良好的营养状态，减少毒素蓄积，以延缓慢性肾脏病进展，减少并发症发生。

1. 食物多样，分期选配 食物多样是实现合理膳食、均衡营养的基础。慢性肾脏病患者应保持食物种类丰富多样，保证营养素摄入全面且充足。

慢性肾脏病 3~5 期患者，需要实施低蛋白饮食，蛋白质摄入总量为每日每公斤理想体重 0.6g。优质蛋白应占蛋白质总量的 50% 以上，通常富含于动物性食物和大豆中，可优先选择鱼禽类，其次是大豆类，最后是蛋、奶、畜肉。主食要兼顾蛋白质的用量，可选择淀粉含量高、蛋白质含量低的食物，如红薯、土豆、莲藕、山药、绿豆粉丝等食物，代替部分或全部谷类食物。在 5 期透析阶段，仍然实施以植物性食物为主的膳食，依情况适当调整动物性食物、豆类、蔬菜和水果的摄入量。

2. 少盐控油，限磷控钾 控制饮食中盐的摄入量，有利于改善慢性肾脏病患者的血压，减轻蛋白尿和水肿。推荐慢性肾脏病患者每日盐摄入量不超过 5g，限制酱油、味精、鸡精、各种酱料等调味品的摄入，尽量选择天然味道，如山楂、柠檬、辣椒、花椒、醋等。

慢性肾脏病患者应适当控制油脂摄入，建议烹调油摄入量不超过 40g，脂肪占总能量的比例不宜超过 35%。限制饮食中磷的摄入是防治高磷血症的重要手段之一。推荐慢性肾脏病患者的膳食以植物性食物为主，控制每日膳食磷摄入量不超过 1000mg，以维持血磷在正常范围。建议慢性肾脏病患者根据具体情况个体化调整钾摄入量。

3. 合理选择食药物质，调补有道 中医学依据不同的证型，选择合适的食养方案。例如，气虚者可选用山药、茯苓；偏于肾气虚者可选用黄精、山药；血虚者可选用阿胶；湿热者可选用赤小豆、金银花、菊花等；血瘀者可选用桃仁、山楂等。

中医认为，慢性肾脏病的发生多因积病日久，脾肾两虚，由虚致损。与起居不节，嗜食肥甘厚腻、辛辣刺激食物，或饮酒、劳倦过度，伤及脾肾，酿生痰瘀有关，应当避免。所以饮食宜清淡，平时更应该适度食用健脾补肾、化湿通络的食物，如山药、芡实、薏苡仁、鲫鱼等。

（三）饮食预防

在慢性肾脏病的预防中，饮食十分关键。此类患者常因感受外邪而发病或加重，故应注意避风寒，适寒温；易过敏患者应该避免食用可能致敏的一些食物，如虾类等海鲜及变质的动物蛋白等。

中医学认为，调节脾肾功能，减少浊瘀的产生，是预防本病的重要方法。建议少食肥甘厚腻食物，采用低盐饮食，不饮酒，不过食生冷刺激易过敏食物；注意脾肾顾护，改善湿瘀体质，对本病的预防具有积极作用。

（四）食养方举例

方一：黄芪鲤鱼汤

原料：鲤鱼 500g，生黄芪 10g，赤小豆 30g，大葱白、生姜适量。

做法：将全部食材清洗浸泡 15 分钟，葱姜切段，不添加盐及其他调味料，水开后小火煎煮 1~2 个小时。鱼汤煎至 100~150mL 为宜，佐餐食用。

功效：本品具有补气活血、利水消肿的功效，适用于慢性肾脏病水肿气虚血瘀湿蕴者。

方二：芡实白果糯米粥

原料：芡实 30g，糯米 30g，白果 6 - 10 枚。

做法：将白果去壳洗净，芡实、糯米洗净；再把全部用料放入锅内（或瓦煲内），加清水适量，烧沸，先用大火煮沸后，再用小火慢慢熬成粥，随时食用。

功效：本品具有固肾补脾，泄浊祛湿的功效，适用于慢性肾炎水肿不甚而尿中蛋白持续不除、属脾虚湿盛者。

二、尿路感染

（一）概述

尿路感染是指多种病原体侵犯尿路上皮或组织引发的炎症反应。病原体包括细菌、真菌、支原体、衣原体、病毒和寄生虫等。

本病属中医学"淋证"范畴，是以小便频数，淋沥刺痛，欲出未尽，小腹拘急，或痛引腰腹为主症的疾病。多因外感湿热、饮食不节、情志失调、禀赋不足或劳伤久病，导致湿热蕴结下焦，肾与膀胱气化不利而发病。

（二）饮食管理

饮食宜清淡，建议多食富含水分的新鲜蔬菜、瓜果等，如黄瓜、生菜、鲜藕、番茄、西瓜、梨等，有利于控制炎症，帮助泌尿道上皮细胞修复；多饮水，每天 1500~2000mL，增加尿量，对感染的泌尿道有冲洗和清洁作用。但并发肾炎及水肿少尿、血压增高者则不宜饮水过多。

忌食胀气之物，如牛奶、豆浆、蔗糖等；忌食助长湿热之品，如酒类、甜品和高脂肪食物；忌食辛辣刺激之物，如大蒜、辣椒、花椒等辛辣调味料。

辨证选用相应的食物有助于本病的调治。热淋者，可选用莲子心、蒲公英、薏苡仁、冬瓜皮、莲藕等；石淋者可选用鸡内金、槐花、金钱草、赤小豆等；血淋者宜选择白茅根、藕节、淡竹叶等；气淋者可选用黄精、陈皮、小茴香、桑椹、枸杞子等；膏淋者宜用车前子、茯苓、白术、莲子心等；劳淋者可选用山药、茯苓、芡实、莲子、薏苡仁等。

（三）饮食预防

日常饮食应以清淡平和、营养丰富均衡为宜，适当多饮水；避免多吃油腻、油炸、辛辣、高糖、高盐食物；可以适当选用药食同源的玉米须、车前草、蔓越莓、山药、茯苓等，制作药膳用于日常调养。

（四）食养方举例

方一：二根饮

原料：白茅根 15g，芦根 15g。

做法：将芦根和白茅根洗净，放入砂锅中，加入适量的水，煮沸后转小火煮 20 分钟，去滓取汁饮用。

功效：本品具有清热凉血、利尿通淋的功效，适用于尿路感染证属热淋、血淋者。

方二：山药茯苓粥

原料：山药50g，茯苓50g，粳米100g。

做法：将山药和茯苓洗净切片，与粳米一起，加清水适量，先用大火煮沸后，再用小火慢慢熬成粥，随时食用。

功效：本品具有健脾益肾、利湿通淋的功效，适用于尿路感染证属劳淋者。

第六节　风湿免疫性疾病

临床中常见的风湿免疫病包括类风湿关节炎、痛风、系统性红斑狼疮、干燥综合征等。此类疾病症状复杂，危害性大，合理的饮食管理和预防可有效改善症状，延缓疾病进展。本节主要叙述类风湿关节炎和痛风的饮食管理及预防措施。

一、类风湿性关节炎

（一）概述

类风湿关节炎是一种以侵蚀性、对称性多关节炎为主要临床表现的慢性、全身性自身免疫病。类风湿关节炎还会引发关节以外的损伤，如血管炎、肺纤维化、贫血和脾功能亢进等，严重危害患者的身体健康。本病呈全球性分布，可发生于任何年龄段。

本病属中医学"痹证"范畴，俗有"骨痹""历节风""尪痹"之称。多因过食肥甘厚腻或嗜酒等，导致脾失运化，水湿化热，湿热流注关节而发病。

（二）饮食管理

类风湿关节炎的饮食管理越来越受到重视，合理的饮食能够辅助治疗、缓解症状并提高患者的生活质量。

1. 饮食多样化，定时定量进餐　应保证饮食的多样化，每日摄入不同种类的食物，包括蔬菜、水果、全谷类、豆类、坚果、瘦肉和低脂奶制品等。规律饮食，避免暴饮暴食，有助于维持身体的正常代谢和营养，减轻关节负担。

2. 忌高脂高嘌呤食物，避免刺激性食物　避免食用过多的动物内脏、肥肉、油炸食品等高脂食物，以及海鲜、肉类等高嘌呤食物。辣椒、芥末、姜、蒜等刺激性食物可能会加重类风湿关节炎的疼痛和炎症反应。

3. 增加高蛋白高维生素食物　蛋白质是维持肌肉和关节健康的关键物质，如瘦肉、禽肉、鱼类和豆类等。此外，维生素C和维生素D等有助于关节修复，可多食用富含维生素的食物，如柑橘类水果、绿叶蔬菜和奶制品等。

4. 辨证施膳　风湿热型患者宜清热祛风利湿，如薏苡仁、豆卷、苦瓜、菠菜等；风寒湿型患者应选择疏风祛寒的食物，如羊骨头汤、姜、桂皮、木瓜、药酒等；瘀血阻滞型患者应选用具有化瘀通络的食物，如丝瓜、乌蛇、蚂蚁酒等；气血亏虚型患者应选用益气补血通络的食物，如龙眼、猪肝、大枣、赤小豆、木瓜等；肝肾亏虚型患者应选用补肝益肾的食物，如枸杞子、鹿肉、鹿筋、肉桂等。

5. 特殊体质的饮食选择　患者需要根据自己的具体情况合理安排膳食。胃酸过多或脘腹饱胀者，不宜多吃甜腻之物及牛奶、豆类、豆浆等闭气助胀之品；脾胃虚弱、运动乏力者，不宜服用阿胶、银耳等补品，食物中坚硬、生冷者及水果中的生梨等均宜少食；体质内热者，不宜服用红参、鹿茸，热性食物如大蒜、葱、韭菜、辣椒等也不宜；舌苔黏腻、体内湿盛者，不宜吃油腻及厚味食物，如甲鱼、脚爪、蹄髈等，以清淡为宜；此外，既往食用后曾明显诱发关节炎发病的食物，也应该忌口。

（三）饮食预防

在类风湿关节炎的预防中，饮食起着关键作用。改善生活与工作环境，避免久处湿地，饮食搭配合理，避免暴饮暴食，不宜多吃高脂肪、海产类、过酸过咸过辣的食物，以防诱发疾病或加重病情。

中医学认为，本病病程较长，病久体虚，应积极治疗，防止病邪传变。调节脾胃的运化功能，减少湿浊的产生是预防本病的关键。应多食用健脾利湿食物，如山药、薏苡仁、扁豆、红枣等，有助于改善脾胃功能，消除体内湿气。

（四）食养方举例

方一：桑椹桑枝酒

原料：新鲜桑椹 100g，新鲜桑枝 50g，白酒 1000g，辅料红糖 50g。

做法：将桑枝洗净切段，与桑椹、红糖一同放入白酒中浸泡，1 个月后可适量饮用，以不醉为度。

功效：本品具有补肾散寒、通络止痛的功效，适用于类风湿关节炎急性发作期属肾气亏虚、寒湿痹阻者。

方二：薤白鳝鱼汤

原料：鳝鱼 2 条（200~300g），鲜薤白 50g。辅料食盐、调味料各适量。

做法：将鳝鱼宰杀，去除内脏和骨，切块，加入洗净的薤白和适量水，煮熟后，加少许盐及调味料食用。佐餐食用，喝热汤食肉和薤白，每周 2 次。

功效：本品具有散寒通络止痛、通阳理气的功效，适用于类风湿关节炎慢性缓解期属肝肾不足、风寒湿痹者。

二、痛风

（一）概述

痛风是单钠尿酸盐沉积在关节所致的晶体性关节炎，其发病基础是嘌呤代谢中尿酸生成过多和（或）尿酸排泄障碍导致的高尿酸血症。临床前期为无症状高尿酸血症和（或）尿酸盐晶体沉积，临床期表现为反复发作性急性关节炎、慢性痛风性关节炎等，严重者可出现关节破坏、肾功能损害，常伴发高脂血症、高血压病、糖尿病、动脉硬化及冠心病。

本病属中医学"痹证""历节病""走游风"等范畴。多因正气不足，卫外不固，劳倦内伤，饮食不节，外感风、寒、湿、热等淫邪，导致痰浊瘀血滞于筋脉、肢体、关节，引起肿痛，甚至溃破。久而久之，累及心、肝、脾、肾等多个脏腑，引发多种变证。

（二）饮食管理

痛风患者应在食物多样、均衡营养的基础上进行合理的膳食调整。

1. 限制嘌呤，食物多样　科学选择食材，以低嘌呤膳食为主。动物内脏如肝、肾、心等，嘌呤含量普遍高于普通肉类，应尽量避免选择；鸡蛋的蛋白、牛奶等嘌呤含量较低，可安心食用；植物性食物中的嘌呤人体利用率低，豆腐、豆干等豆制品在加工后嘌呤含量有所降低，可适量食用。食物宜多样化，每天保证谷薯类、蔬菜和水果、畜禽鱼蛋奶、大豆和坚果的摄入。因个体差异，尽量避免食用诱发痛风发作的食物。

2. 蔬奶充足，限制果糖　维生素、植物化学物等营养成分可促进肾脏尿酸排泄，起到降低尿酸的作用。乳蛋白是优质蛋白的重要来源，可以促进尿酸排泄。果糖具有潜在诱发尿酸水平升高的作用，应限制果糖含量较高的食品，如含糖饮料、鲜榨果汁、果葡糖浆、果脯蜜饯等。

3. 足量饮水，限制饮酒　定时、规律性饮水可促进尿酸排泄，可根据体质适量饮用，优先选用白水，也可饮用柠檬水、淡茶、无糖咖啡及苏打水。但应避免过量饮用浓茶、浓咖啡等。酒精代谢会影响嘌呤释放并促使尿酸生成增加，同时导致血清乳酸升高，减少尿酸排泄，因此应严格限制饮酒。

4. 科学烹饪，少食生冷　少盐少油、减少调味品、清淡膳食有助于控制或降低血尿酸水平。减少油炸、煎制、卤制等烹饪方式，提倡肉类余煮后食用，尽量不喝汤。腊制、腌制或熏制的肉类，其嘌呤和盐分含量高，不适合高尿酸血症与痛风人群食用。对于高尿酸血症与痛风人群，经常食用生冷食品如冰激凌、生冷海鲜等容易损伤脾胃功能，并可能导致尿酸盐结晶析出增加，诱使痛风发作。

5. 辨证辨体，因人施膳　脾胃失调、湿浊内生是痛风反复不愈的症结所在，推荐食用白扁豆、玉米须、麦芽、山药、芡实、大枣、橘皮、山楂、五指毛桃、茯苓等。偏湿浊证，可食用薏苡仁、橘皮、茯苓代茶饮；偏湿热证，可选用山竹、西瓜、荸荠等，可用赤小豆、木瓜、薏苡仁等煮汤饮用；偏痰瘀证，可选用木耳、山楂、桃仁等。脾肾亏虚证，可选用生姜、黄芪、茯苓、核桃、荔枝等。

（三）饮食预防

痛风的发生与膳食及生活方式密切相关，尤其是长期摄入高热量食品、大量酒精和（或）高果糖的饮料。肥胖是高尿酸血症与痛风发生的独立危险因素。合理搭配膳食，减少高嘌呤膳食摄入，保持健康体重，有助于控制血尿酸水平，减少痛风发作，提高生活质量。

中医学认为，痛风的发生与嗜食肥甘厚腻，辛辣刺激，或饮酒过度等因素有关，所以饮食宜清淡，避免肥胖。在辨证的基础上，根据"因人、因时、因地"选择相应的饮食，对本病的预防有着积极作用。

（四）食养方举例

方一：马齿苋金银花薏苡仁粥
原料：马齿苋 15g，薏苡仁 9g，金银花 6g，大米 60g。
做法：金银花煮水备用；薏苡仁浸泡 1 小时，与洗净的大米、马齿苋，加入金银花水共煮粥。可作为早餐或佐餐食用，每人每次一份量，可食用 7~10 天。孕妇慎用。
功效：本品具有清热利湿排毒的功效，适用于痛风急性发作期属湿热证者。

方二：冬瓜薏苡仁山楂粥
原料：冬瓜 100g，薏苡仁 9g，山楂 6g，橘皮 3g，大米 40g。
做法：薏苡仁浸泡 1 小时，山楂去核后捣烂，冬瓜洗净，上述材料与洗净的大米一起加适量水，共煮成粥。作为佐餐食用，每人每次一份量，可食用7～10天。孕妇慎用。

功效：本品具有健脾化湿、活血利水的功效，适用于痛风慢性缓解期属痰瘀证者。

第七节　内分泌和血液系统疾病

临床中常见的内分泌系统疾病包括糖尿病、甲状腺疾病、肾上腺疾病等。饮食摄入量和结构异常，影响着体内的激素变化和机体的代谢异常，合理的饮食管理也决定着疾病治疗的疗效。

常见的血液系统疾病包括贫血、淋巴瘤、骨髓瘤、过敏性紫癜等，饮食管理对于血液系统疾病的控制和康复有着重要的意义。

一、糖尿病

（一）概述

糖尿病是一组由多病因引发的，以慢性高血糖为特征的代谢性疾病，由胰岛素分泌和（或）作用缺陷所引起。其病因除与遗传因素、自身免疫、生活习惯等相关外，与饮食过量和肥胖也有着一定的相关性。糖尿病临床多表现为多饮、多食、多尿和体重减轻的"三多一少"症状，同时常伴有皮肤瘙痒、视物模糊、手足麻木，甚至可能出现皮肤溃疡、坏疽、心肌梗死、白内障、青光眼等。

本病属中医学"消渴"范畴。除常见症状外，还伴有乏力、消瘦，甚至可能出现肺痨、雀目、耳聋、疮疖、中风、昏迷等并发症。

（二）饮食管理

饮食管理是糖尿病的基础管理措施，也是能否控制血糖的关键因素，同时对机体其他代谢功能有着重大影响。

1. 合理控制饮食总量　糖尿病饮食的总原则是合理控制总热量，需要根据个体年龄、身高、体重和劳动强度来调节总热量的摄入。

2. 饮食结构需合理　糖尿病并非不摄入葡萄糖，相反，日常饮食中要保证碳水化合物的摄入，其供给量应占总热量50%～60%。蛋白质占15%～20%，脂肪占25%～30%。富含膳食纤维的食品可延缓食物吸收，降低餐后血糖高峰，改善糖、脂代谢，增加饱腹感。同时要注意餐次的合理分配，并根据患者病情变化及时调整营养治疗方案。

3. 辨证选择合理的药食　中医学根据消渴病阴虚为本、燥热为标的病机特点，饮食以养阴清热为基本原则。养阴生津的饮食可以滋阴解渴，如沙参、麦冬、生地黄等；注意适当配合清热利湿之品，如冬瓜、丝瓜、莲藕等；可增加健脾和胃的饮食，以化湿浊、助运化，如山药、茯苓、薏苡仁等。

（三）饮食预防

预防糖尿病的发生，需要在平时注意健康饮食。长期坚持体重管理，控制合理的饮食量；饮食搭配合理，不偏食，不挑食，多吃新鲜蔬菜和豆类食物；严格控制高热量食物的摄入，尤其是含糖饮料、油炸食品、蛋糕等。

中医学认为，调节脾胃的运化功能，减少湿浊的产生是预防本病的重要方法。应少食肥甘厚腻，不饮酒，不过食生冷食物；注重脾胃顾护，改善痰湿体质，对本病的预防具有积极作用。

（四）食养方举例

黄芪玉米须煲瘦肉汤

原料：黄芪 15g，玉米须 30g，瘦猪肉 100g。

做法：三者加水共煮汤，待熟后去玉米须，饮汤食肉。

功效：本品具有益气生津、利水消肿的功效，适用于一般糖尿病患者。

二、非毒性甲状腺肿

（一）概述

非毒性甲状腺肿是指非炎症和非肿瘤原因导致的甲状腺弥漫性或结节性肿大，且无临床甲状腺功能异常表现。其发病除与遗传、环境、自身免疫等因素有关外，饮食中碘缺乏是一个重要的发病因素。临床中甲状腺常呈轻、中度肿大或结节，严重者可压迫气管或食管，引起呼吸不畅或吞咽困难，甚至导致呼吸困难。

本病属中医学中医"瘿病"范畴，是一种以颈前喉结两旁结块肿大为主要症状的疾病，又称瘿、瘿气、瘿瘤、瘿囊等。

（二）饮食管理

本病大多不需要特殊的治疗，碘缺乏者需要增加饮食中碘的摄入。中医学对本病与饮食的关系认识更为深入，唐代孙思邈的《备急千金要方》和王焘的《外台秘要》记载了数十个治疗瘿病的方剂，其中常用的药物或食物有海藻、昆布、羊靥、鹿靥等。中医药还可以依据证型选用相应的药物和食物进行调节，如气郁痰阻血瘀者，以理气解郁、消痰祛瘀为法，饮食可选用佛手、柑橘、贝母、薏苡仁、丹参、山楂等；如阴虚火旺者，以养阴泻火、消瘿散结为法，饮食可选用玄参、车前草、沙参、麦冬、石斛、龟肉等；如出现突眼，以清肝明目、化痰散结为法，可选用菊花、蒲公英、夏枯草、丹参、薏苡仁等。

（三）饮食预防

在碘缺乏地区，需要补充碘盐，食盐碘化是目前国际上公认的预防碘缺乏的有效措施。食物中致甲状腺肿的物质，如卷心菜、白菜、花椰菜、甘蓝等，以及某些药物，可抑制甲状腺激素合成或直接引起甲状腺肿大，须注意合理控制其摄入量。

中医认为本病与水土因素有关，《诸病源候论》云："诸山水黑土中，出泉流者，不可久居，常食令人作瘿病，动气增患。"指出移居或改善饮食中含碘量是预防本病的重要方法。

（四）食养方举例

夏枯草浙贝母饮

原料：夏枯草 5g，浙贝母 5g，玫瑰花 3g。

做法：三者加水泡服，不拘时饮用。

功效：本品具有消瘿散结的功效，适用于甲状腺肿或结节患者。

三、贫血

（一）概述

贫血是指人体外周血红细胞容量减少，低于正常范围下限，不能运输足够的氧至组织而产生的综合征。贫血对神经、呼吸、循环、消化、泌尿、免疫等多个系统均有影响。临床多表现为全身乏力、眩晕耳鸣、记忆力减退、失眠多梦、皮肤黏膜苍白、呼吸困难、心率加快，甚至晕厥和昏迷。

本病属中医学"虚劳"范畴，多表现为脏腑亏虚，气血阴阳虚衰的证候，以血虚为主，如心悸心慌、面色不华、视物模糊、肢体麻木、筋脉拘急、头晕目眩等。

（二）饮食管理

临床需要依据病因进行饮食管理，如缺铁性贫血，应该补充铁剂，增加含铁食物的摄入，如动物内脏、瘦肉、部分水果和蔬菜。鱼、肉和维生素 C 可增加铁剂的吸收；巨幼细胞贫血者可多补充新鲜蔬菜，补充叶酸等。

中医学中以养血为主的食物比较多，偏药物如当归、阿胶、何首乌、熟地黄等；动物类如猪肝、猪心、动物血等；植物类如海带、菠菜、红枣、桂圆肉等。

中医认为人体气血阴阳互有关联，也可相互转化。《景岳全书》云："善补阳者，必于阴中求阳，则阳得阴助而生化无穷；善补阴者，必于阳中求阴，则阴得阳升而源泉不竭。"因此，血虚证需要注意配伍人参、黄芪、麦冬、沙参、巴戟天等以增强疗效。

（三）饮食预防

西医学根据贫血的类型考虑相应的预防方法，总体上需要注意造血原料的补充，如蛋白质、脂肪、维生素（叶酸、维生素 B_{12} 等）、微量元素（铁、铜、锌等）。同时注意防止某些食物对骨髓的抑制与破坏等。

中医学对虚证的预防贯穿生命的始终。平时需要注重适当的饮食调理，适度进补，防止虚劳的产生；在疾病过程及瘥后，时刻注意饮食调养，防止气血阴阳俱虚。在各个阶段，饮食选择上关注益气、滋阴、养血、补阳，以及五脏的调养。

（四）食养方举例

猪肝菠菜补血汤

原料：猪肝 150g，菠菜 100g，当归 10g，黄芪 15g，淀粉、盐、酱油、味精适量。

做法：当归、黄芪加水煎至 1000mL，取汁，放入洗净切片的猪肝煮至近熟时，放入菠菜，滤去当归和黄芪药渣，分次食用。

功效：本品具有益气补血的功效，适用于缺铁性贫血患者。

第八节　精神类疾病

临床中常见的精神类疾病包括焦虑症、抑郁症等。通过日常饮食的管理和药食调养，有助于此类疾病的预防和康复。

一、焦虑症

（一）概述

焦虑症又称焦虑性神经症，是以焦虑为主要表现的神经症，主要包括惊恐障碍和广泛性焦虑症。焦虑症的发生可能与遗传及生物学因素有关，亦与社会心理因素有关。临床症状主要包括：与处境不相称的紧张不安、恐惧惊慌情绪；精神运动性不安；伴有躯体不适感的自主神经功能障碍，如出现强烈、过度且持续的担忧和恐惧，紧张不安伴随心率加快、睡眠困难、肠道问题等。

本病属中医学"惊悸""郁证""百合病"等范畴，常因生活积怨、情志过急等因素，导致气机郁滞、肝胆疏泄不利、损伤心气、耗伤心阴以及脾失健运等。

（二）饮食管理

对于非病理性焦虑的患者，避免食用酒精、咖啡等兴奋性食物。建议多食用富含维生素的食物，如新鲜的蔬菜、水果，主食可多选用小米，有助于补充患者体内较低的 5-羟色胺。此外，食用黄花菜、香蕉、樱桃、玫瑰花茶、低脂牛奶、深海鱼类等也有助于缓解焦虑症状。

中医学根据个体情况辨证进行选食。心胆气虚者，可食用茯苓、合欢花、龙眼肉；阴虚火旺者，可食用百合、山药、鳖甲等；心脾两虚者，可食用人参、龙眼肉、酸枣仁、莲子心等；肝胆火旺者，可食用薄荷、栀子花、玫瑰花、合欢花等；痰热内扰者，可食用薏苡仁、白萝卜、海带、莲子、紫苏、雪梨等。

（三）饮食预防

平时饮食宜清淡，以蔬菜、鱼、瘦肉、乳制品、水果等为主，避免生冷、辛辣、油腻食物，忌烟酒。

（四）食养方举例

甘麦大枣汤
原料：甘草 10g，小麦 50g，大枣 3 枚。
做法：加水 500mL，慢煮 30 分钟即可，分次服用。
功效：本品具有养心安神的功效，适用于焦虑症或围绝经期属心脾两虚者。

二、抑郁

（一）概述

抑郁症，又称抑郁障碍，是一种发病率高、临床治愈率高，但治疗接受率低及复发率高的精神障碍。主要表现为情绪低落、兴趣减退、精力缺乏，也存在一些早期症状，如反应慢、思维迟缓、记忆力下降等，症状存在个体差异。

本病属中医学"郁病"范畴，指由于情志不舒、气机郁滞所致，以心情抑郁、情绪不宁、胸部满闷、胁肋胀痛或易怒易哭、咽中有异物梗塞感等症状为主要临床表现的一类病证。郁病的主要病因是情志内伤，但常兼见血瘀、化火、痰结、食滞等，与脾失健运，心失所养及脏腑阴阳气血失调有关。

（二）饮食管理

饮食应保持足够的热量，维持营养均衡，适当增加蛋白质、蔬菜、水果等的摄入，避免食用辛辣刺激的食物。许多饮食方式，如地中海饮食、得舒饮食、健脑饮食等，对本病预防和康复有一定的辅助作用。

中医学根据个体情况辨证选食。肝气郁结型可选用疏肝理气药食，如玫瑰花、代代花等；血行瘀滞型可选用活血化瘀药食，如桃仁、丹参等；痰气郁结型可选用行气化痰药食，如胆南星、竹茹等；心神惑乱型可选用甘润缓急、养心安神药食，如百合、柏子仁等；心脾两虚型可选用健脾养心药食，如当归、党参等；心阴亏虚型可选用滋阴养血药食，如麦冬、酸枣仁、玉竹、大枣等。

行气化痰、疏肝健脾的食物对本病的预防和康复有一定益处，谷类如小麦、荞麦、小米、绿豆等；菜类如刀豆、海带、海藻、萝卜、苦瓜、丝瓜、南瓜等；果类如佛手、橙子、香蕉、金橘、西柚、山楂等；肉类如猪肉、鸭肉、鸭蛋、海蜇、牡蛎等。

（三）饮食预防

气机调顺是预防本病的关键。除保持心情舒畅外，合理饮食亦十分重要。正如《医方论·越鞠丸》方解说："凡郁病必先气病，气得疏通，郁于何有？"故平时应注意饮食均衡，营养搭配合理，不可过度辛辣刺激之品，避免烟酒等。

（四）食养方举例

加味甘麦大枣羹

原料：百合 100g，大枣（去核）60g，甘草 10g，淮小麦 500g，鸡蛋 10 枚。

做法：将甘草洗净，煎取汁液备用，小麦、大枣洗净，大枣切成小块，百合洗净切碎，鸡蛋破壳搅拌均匀备用。将甘草汁煮沸加入小麦、大枣及百合同煮约 30 分钟，倒入鸡蛋液，煮沸搅匀即可。

功效：本品具有养心安神、疏肝解郁的功效，适用于抑郁症、更年期综合征或神经衰弱属心阴不足者。

第九节　常见肿瘤

临床中常见的肿瘤包括肺癌、胃癌、结直肠癌、肝癌、甲状腺癌、乳腺癌、卵巢癌等，这些肿瘤严重影响着人们的健康。饮食的管理和预防与肿瘤的防治密切相关。

一、肺癌

（一）概述

肺癌是起源于支气管黏膜或肺泡细胞的恶性肿瘤，在我国，肺癌发病率居于恶性肿瘤之首，大多数患者就诊时已处于中晚期，临床预后较差。其组织学表现可分为小细胞肺癌和非小细胞肺癌，临床表现包括咳嗽、咯血、胸痛等肺部症状，病情进展还会出现许多肺外症状和恶病质。本病发病主要与吸烟和大气污染有关。

本病属中医学"肺积""息贲"等范畴。主要症状有咳嗽、咳痰、咯血或痰中带血、胸痛、憋闷、消瘦等。

（二）饮食管理

肺癌患者的营养需求量大，尤其是在放化疗期间，维持足够的热量非常重要。饮食宜选用牛奶、鸡蛋、瘦肉、豆制品等高蛋白食物，并增加进食量和次数；保持新鲜蔬菜和水果的摄入；忌辛辣、油腻食物；避免烟、酒等刺激。

化疗期间，患者容易出现消化道症状，宜增加健脾和胃降逆的食物，如生姜、金橘、佛手、麦芽等；放疗期间若出现热盛津伤的症状，可选用清热凉血生津之品，如梨汁、银耳、甘蔗、燕窝、冰糖等。平时可根据病情情况，适当增加海藻、海参、昆布等具有软坚散结作用的食物；萝卜、梨子、薏苡仁等具有清热化痰作用的食物；百合、水鸭、白木耳等具有养阴生津作用的食物；蜂蜜、荸荠、香蕉等具有滋阴通便作用的食物。

中医通过辨证选择合适的食物，以促进疾病的治疗和康复。例如，痰湿内蕴者可选用人参、陈皮、山药、炒扁豆、苏叶等以健脾化痰祛湿；肺热痰瘀者可选用薏苡仁、冬瓜仁、桃仁、芦根等以清肺消痰化瘀；阴虚痰热者可选择沙参、麦冬、天花粉、百合等以养阴清热化痰；气阴两虚者可选用西洋参、五味子、黄芪、玉竹等以益气养阴等。

（三）饮食预防

禁止吸烟，避免大气污染和矿区粉尘的吸入是预防肺癌的关键。同时，科学合理的饮食可以增强机体防病能力，许多食物具有防癌抗癌的作用，应该增加摄入；避免食用烟熏、霉变和油炸等食物，有利于减少肿瘤的发生。

中医认为，肺癌的发生与正气虚弱和邪毒入侵关系密切。平时饮食应注重食用益气养阴扶正之品。避免食用过于寒凉、辛辣、肥腻等食物，以减少机体痰湿蕴结；注意选用清热化痰养阴的食物，以便及时清化痰热，避免肺阴亏虚、血络灼伤。

（四）食养方举例

冰糖杏仁糊
原料：冰糖 30g，杏仁 10g，粳米 50g。
做法：将杏仁捣碎，加冰糖、粳米和适量水，慢火炖成稀糊状，每日一次。
功效：本品具有养阴润肺、健脾止嗽的功效，适用于肺癌属阴虚痰热者。

二、胃癌

（一）概述

胃癌是起源于胃黏膜上皮细胞的恶性肿瘤，在我国其发病率和死亡率均处于较高水平，且呈年轻化趋势。病理组织学分为腺癌、鳞癌、印戒细胞癌、未分化癌等。临床多表现为体重减轻、上腹痛、贫血、厌食、乏力等，病情进展可逐渐出现呕吐、呕血、黑便、黄疸和恶病质等。其发病与多种因素相关，与食用霉变食物、腌制烟熏食物、含硝酸盐高的食物等关系尤为密切。

本病属中医学"积聚""伏梁""胃脘痛"等范畴，主要以恶心、呕吐、胃脘痛、反酸、嗳气、胃胀、乏力、日渐消瘦等为主要症状。

（二）饮食管理

胃癌患者因消化功能弱，饮食宜以高蛋白、低糖、低脂为主，适当增加鸡蛋、牛奶、豆腐和瘦肉等优质蛋白摄入，有利于消化吸收。进食应少量多餐，避免过热、粗糙和辛辣刺激的食物。胃部分切除术后，应该少食多餐，避免胃部空虚，逐渐适应残胃的消化功能；注意干稀分食，延长食物滞留时间；控制碳水物质摄入量，防止倾倒综合征等。化疗期间，应该注重增加机体的热量和蛋白质的摄入，增加维生素和矿物质，摄入充足的水分等。

中医依据患者证型选择相应的食物和药物。例如，肝胃不和者可选用柴胡、党参、陈皮、苏叶等以疏肝和胃；痰湿结聚者可选用半夏、茯苓、薏苡仁、山药、扁豆等以健脾化湿；气滞血瘀者可选用当归、桃仁、佛手、香橼等以理气活血；脾肾两虚者可选用人参、干姜、白蔻仁、肉苁蓉等以健脾温肾。

（三）饮食预防

流行病学研究提示，多吃新鲜水果和蔬菜可降低胃癌的发生风险；葱蒜类食物、坚果、非发酵性豆制品、全谷物等可能降低胃癌风险；而发酵性豆制品、精制谷物、辣椒等可能增加胃癌的发生风险；许多饮食习惯与胃癌的关系尚待进一步验证。

中医认为，本病与饮食失调，饥饱失常，恣食肥甘厚腻，损伤脾胃，导致运化功能失常，饮食停滞，日久不去等因素有关。平时应该避免过食寒凉，保持饮食规律，时刻注意脾胃功能的顾护。适当使用健脾和胃、消食助化之品，有利于本病的预防。

（四）食养方举例

陈皮瘦肉粥
原料：陈皮 12g，瘦猪肉 50g，粳米适量。
做法：将原料洗净后煮粥，分次服用。
功效：本品具有理气健脾、和胃止呕的功效，适用于胃癌属脾胃虚弱者。

三、乳腺癌

（一）概述

乳腺癌是主要来源于乳腺上皮的恶性肿瘤，是女性最常见的恶性肿瘤之一，男性少见。其组织病理学类型有非浸润性癌和浸润性癌两种。临床多表现为乳腺局部肿块、疼痛、皮肤改变、乳头溢液，以及区域淋巴结和远处转移等。本病与肥胖、高脂饮食和激素替代治疗等关系密切。

本病属中医学"乳岩""乳疳""翻花奶""石奶"等范畴，以乳腺肿块、疼痛、血水滴沥、内溃深洞等为主要症状。

（二）饮食管理

保持充足的营养有利于后续治疗的开展，可适当增加蛋白质和糖分的摄入，如猪瘦肉、牛肉、鱼类和水果等；减少高脂肪食物的摄入，忌食油炸类和刺激性食物。适当增加健脾理气消痰的食物，如山楂、萝卜、金橘等。

乳腺癌治疗期间需要根据相应治疗方案调整饮食。注意手术前后的营养补充；放射治疗时注意养阴生津之品的补充，增加新鲜蔬菜水果的摄入；化学治疗期间注意健脾和胃食物的摄入；内分泌治疗和靶向治疗期间注意扶助正气等。

中医学辨证选用相应的食物和药物。例如，肝郁气滞者可选用柴胡、橘皮、青皮、佛手、夏枯草等以疏肝理气；冲任失调者可选用熟地黄、知母、玄参、知母、山茱萸等以调补冲任；热毒蕴结者可选择菊花、蜂房、金银花、冬瓜仁等以解毒消肿；气血两虚者可选择人参、黄芪、甘草、当归等以益气养血。

（三）饮食预防

控制体重，减少高热量的食物摄入，多吃蔬菜和水果有助于预防乳腺癌的发生。有研究提示，茶叶具有抗炎、抗氧化和预防乳腺癌的作用。红肉、加工的肉制品和酒精可能增加乳腺癌的发生风险，应避免过量食用。

中医认为，暴饮暴食、嗜食肥甘和辛辣食物，可导致湿热蕴结不散，日久成积，进而引发本病。平时饮食应当清淡、适量、搭配合理，有助于脾胃运化，维持气机通畅。

（四）食养方举例

虫草贝母猪肉汤
原料：冬虫夏草 5g，川贝母粉 5g，猪瘦肉 100g。
做法：将原料放入砂锅，加水、黄酒、葱、姜、盐适量，文火慢炖至熟。
功效：本品具有益气扶正，消痰散结的功效，适用于乳腺癌属正虚痰结者。

扫一扫，查阅
本篇PPT等
数字资源

学习目的

通过本章的学习，学生能够熟悉亚健康状态的概念及其相关知识，掌握饮食管理原则与常见食疗方法，并理解食物在改善亚健康状态及日常养生保健中的重要作用。具体包括：掌握亚健康症状、影响因素及食养方法的适应证；熟悉饮食管理的关键作用，并能应用常见食养建议；了解亚健康的定义、常见表现及其与疾病的关系。

亚健康是指人体介于健康和疾病之间的一种状态。处于亚健康状态的个体未能达到健康的全部标准，表现为一定时间内的活力降低、生理功能和适应能力减退等症状，但不符合现代医学有关疾病的临床或亚临床诊断标准。亚健康状态的表现多种多样，主要体现在躯体、心理、情感和行为等多个方面。随着现代社会压力的增大和生活节奏的加快，亚健康问题逐渐成为公众关注的重要健康议题。在应对亚健康状态的过程中，食物养生发挥着重要作用。在中医理论的指导下，通过科学合理的饮食结构、选择有益于身心健康的食材，并养成良好的饮食习惯，可以有效改善个体的整体健康状况，促进身心和谐发展。

第一节　躯体亚健康状态

躯体亚健康状态是指机体尚未达到明确的病理变化或疾病诊断标准，但已出现诸如疲劳、睡眠紊乱、疼痛等不适症状的一种非最佳健康状态。这种状态通常由长期压力、过度劳累、作息不规律及不良饮食习惯引起，不仅影响生活质量和工作效率，还反映了身体功能的下降，甚至可能预示着潜在的健康风险。因此，及时调整生活方式、加强体育锻炼，保持合理膳食和良好心态，才能有效改善身体状况，预防疾病的发生。

一、表现

在躯体方面，表现为疲乏无力、肌肉及关节酸痛、头昏头痛、心悸胸闷、睡眠紊乱、食欲不振、脘腹不适、便溏或便秘、性功能减退、怕冷或怕热、易于感冒、眼部干涩等。在心血管方面，表现为经常感到胸闷、心慌、气短、憋气等；在消化系统方面，表现为不思饮食（纳呆）、食欲减退；在骨关节方面，表现为经常感到腰酸背痛、关节不适或浑身不适；在神经系统方面，表现为头痛、头胀、头昏、记忆力差、全身无力、困乏、易疲劳；在睡眠方面，表现为入睡比较困难，易早醒，常做噩梦；在泌尿生殖系统方面，表现为性功能低下或性欲减退，尿频尿急。

在中医学中，躯体亚健康被视为一种"病在未病"的状态。中医理论认为，亚健康状态往往源于气血不足、阴阳失衡或脏腑功能失调等机制。长期处于高压、疲劳或不良生活习惯中，容易导致气血受损，进而影响营养供给，使脏腑功能减退，最终出现乏力、失眠、食欲不振等躯体亚健康症状。

通过结合中医证候，可以更深入地理解躯体亚健康的影响因素与机制，从而制订相应的调理方案。躯体亚健康在中医理论下分为四型：脾虚湿阻型、痰热内扰型、肝郁化火型、肺脾两虚型。脾虚湿阻型主要以疲劳性亚健康表现为主，常因脾胃虚弱导致痰湿困脾，反映了身体能量的不足；痰热内扰型主要以睡眠失调性亚健康表现为主，常因阴虚或痰热，影响心神的安宁；肝郁化火型主要以疼痛性亚健康表现为主，常因肝气郁结导致气血运行不畅，引发疼痛；肺脾两虚型主要以其他症状性亚健康表现为主，如体内气血不足、阴液缺乏及脏腑功能失调。中医对躯体亚健康的分型有助于针对不同类型的躯体亚健康状态制订相应的调理方案，以达到改善亚健康状态的目的。

二、分型食养方案

（一）脾虚湿阻型

【临床表现】持续的身体乏力、精力不足，以及容易疲劳，面色萎黄，脘腹胀满，食欲不振；肢体困重，困倦多寐。舌淡胖，苔白腻，脉濡细无力。

【调理方法】健脾祛湿，补气养血。

【食养建议】食用具有益气、健脾、利湿作用的食物。健脾食材包括大米、糙米、山药、小米、红枣等；祛湿食材包括薏苡仁、冬瓜、黄豆、绿豆、莲子等。避免食用湿重食物，例如，油腻食物、糖分过高的甜品和冷饮等。

【养生茶饮举例】

薏米红豆茶

材料准备：薏米30g，红豆30g，冰糖适量。

制作方法：将薏米和红豆浸泡于清水中约2小时后，沥干备用；将浸泡好的薏米、红豆放入锅中，加入大约600mL清水，用大火煮至沸腾；转小火煮大约1小时，直至豆子熟烂；根据个人口味添加适量冰糖，搅拌均匀后即可关火饮用。

功效解析：脾主运化，脾气虚时，会导致运化功能减退，引起水液代谢障碍，进而造成脾虚湿困等情况。薏米性味甘淡微寒，归脾、胃、肺经，具有清热祛湿、健脾止泻、利尿消肿、补中益气的功效，能调节脾脏气机，使"水精四布，五经并行"，从而缓解因脾虚湿盛导致的脘腹胀满；此外，脾虚湿盛也会影响气血运行。红豆则味苦性平，归心、小肠经，具有理气通经、补血活血的功效。将两种食材配合在一起，前者侧重于健脾祛湿，后者侧重于补气养血，并辅助清热利水。二者配伍，共奏健脾益胃、补气养血、利尿消肿之效，对于改善疲劳性亚健康状态尤为适宜。

（二）痰热内扰型

【临床表现】入睡困难或醒后难以入睡，或睡眠不实、多梦、易惊醒等；嗜睡但无法解乏，早晨起床时有明显不适感；心悸、烦躁、焦虑不安，便秘。舌红，苔黄腻，脉滑数。

【调理方法】清热化痰。

【食养建议】食用具有清热、化痰作用的食物或部分水果，清热食材包括绿豆、冬瓜、苦瓜、菊花等；化痰食材包括白萝卜、陈皮、海带等；水果包括梨、苹果、香蕉等。避免食用刺激性食物，如咖啡、浓茶和辛辣食物等。

【养生膳食举例】

凉拌鱼腥草

材料准备：鲜鱼腥草500g，大蒜15g，莴苣50g，白糖15g，葱15g，芝麻油25mL，鸡精2g，味精2g，盐3g。

制作方法：将鱼腥草去老梗、黄叶，洗净备用；莴苣去皮并切成细丝；大蒜去皮后切成薄片，葱切段；将处理好的鱼腥草、大蒜、莴苣丝、白糖、葱段、芝麻油、鸡精（可选）、味精（可选）及盐混合均匀即可食用。

功效解析：鱼腥草性味辛寒，归肺经，能清热解毒、消肿疗疮、利尿除湿、清热止痢、健胃消食，用于治实热、热毒、湿邪、积热为患的脾胃积热等。莴苣口感脆嫩，色泽淡绿，具有独特的营养价值，有利尿通乳、通便、促进消化的功效。莴苣茎叶中含有莴苣素，味苦，能增强胃液分泌，刺激消化，增进食欲，并具有一定的镇痛和催眠效果。将这些食材配合在一起，用于体内有热、长期心悸烦躁、焦虑不安的患者，可以起到一定的治疗和保健作用。

（三）肝郁化火型

【临床表现】与心理情绪变化（如心理冲突强烈、心理压力过大、心理紧张或心理暗示）相关的慢性疼痛，其中以头痛最为常见，其他症状包括腰背酸痛、肩颈部僵硬疼痛、关节痛、肌肉酸痛及咽喉痛等，常伴有眩晕、耳鸣、口苦、咽干、胸胁胀满。舌红，苔黄，脉弦数。

【调理方法】清肝泻火。

【食养建议】食用具有清肝、泻火作用或带苦味的食物，疏肝食材包括枸杞子、香菜、橙子、柠檬等；清热食材包括绿豆、冬瓜、菊花等；养血安神食材包括红枣、百合、莲子等；谷物与豆类包括燕麦、黑芝麻等。

【养生茶饮举例】

菊花决明子茶

材料准备：干菊花10g，决明子10g，冰糖适量，清水500mL。

制作方法：将菊花、决明子放入茶壶或茶杯中，加入500mL热水，盖上盖子浸泡10~15分钟，待颜色变浓后即可饮用。

功效解析：菊花，性味苦甘微寒，归肺、肝经，具有散风清热、平肝明目、清热解毒的功效。决明子性味甘苦咸寒，归肝、大肠经，具有清肝、明目、解毒的功效。二者配伍，可以疏解肝经，起到提神，以及缓解疼痛症状的作用。

（四）肺脾两虚型

【临床表现】抵抗力下降，反复感冒，易受感染，易出汗；或伴有不明原因的胸闷、气短、喜叹气、心悸、心律失常、血压不稳等；或伴有食欲不振、腹胀、嗳气、腹泻或便秘等；或伴有性功能降低、月经紊乱、轻度高血脂、高血压、糖耐量异常等。舌淡，苔白，脉细弱或脉缓无力。

【调理方法】健脾补肺，开胃益气。

【食养建议】食用具有健脾、补肺、益气作用的食物，健脾食材包括山药、枸杞子、香菇、大米、小米、红薯等；养肺食材包括梨、百合、白萝卜、莲藕等；滋补食材包括黄豆、鸡肉、鱼肉等。

【养生膳食举例】

黄芪粥

材料准备：黄芪30g，人参10g，白茯苓15g，生姜6g，大枣5枚，小米100g。

制作方法：先将黄芪、人参、白茯苓、生姜煎煮，去滓取汁；将所得药汁与小米、大枣一起熬成粥，早晚空腹食用。

功效解析：黄芪性味甘、微温，归脾、肺经，具有补气升阳、固表止汗的功效，适用于气虚乏力、表虚自汗等症状。人参性味甘苦微温，归脾、肺、心、肾经，具有补气固脱、健脾益肺、宁心益智的功效，适用于精神倦怠、心悸、心律失常等症状。白茯苓性味甘淡平，入药具有利水渗湿、益脾和胃的功效，可改善食欲不振、腹泻、便秘等症状。生姜、大枣相伍，辛甘配伍，阳表阴里，调和诸药，使药力缓和平稳，助脾胃受纳运化，脾胃和则气血充。小米协同诸药共达健脾补肺、开胃益气之效，改善躯体亚健康状态。

第二节　心理亚健康状态

心理亚健康是指一种未达到精神病学诊断标准，介于心理健康与精神疾病之间的状态。它是由内外部因素相互作用诱发的一种持续性、消极的心理状况，虽然未构成临床意义上的精神障碍，但可能显著影响个人的工作效率和生活质量，并有可能演变为躯体疾病或精神疾病。

一、表现

心理方面可表现为情绪低落、心烦意乱、焦躁不安、急躁易怒、恐惧胆怯等；情绪方面表现为焦虑、抑郁、易怒、情绪波动等；认知方面表现为注意力不集中、记忆力减退、决策困难、反应迟钝等。

随着现代社会生活节奏的加快，生活、工作压力增大，心理亚健康的发病率日益增高，其危害性也日益严重。若个体的心理亚健康状态得不到及时有效的干预，极易转化为生理或心理上的实质性疾病，从而对个人健康造成更深层次的影响。

通过结合中医理论，可以更深入地理解心理亚健康的影响因素与机制，从而制订相应的调理方法。心理亚健康在中医理论下分为四型：肝郁化火型、肝郁脾虚型、心虚胆怯型、痰热内扰型。肝郁化火型主要以焦虑性亚健康表现为主，常见情志不舒，肝郁气滞，气郁化火，表现为焦虑不安、急躁易怒等症状；肝郁脾虚型主要以抑郁性亚健康表现为主，常见情绪低落、郁郁寡欢，由肝气不舒，肝郁横逆犯脾，脾虚不能运化水谷精微，进而导致心神失养所致；心虚胆怯型主要以恐惧性亚健康表现为主，常见心胆气虚，神明失养，决断无权，进而出现恐惧、胆怯等症状；痰热内扰型主要以嫉妒性亚健康表现为主，常见肝郁化火或体内痰湿积聚，痰火互结，扰乱心神。中医分型有助于针对不同类型的心理亚健康状态制订相应的调理方案，以达到改善心理健康的目的。

中医治疗心理亚健康具有"治未病"的优势，即在尚未形成严重心理疾病前进行干预，防止病情进一步恶化。此外，中医注重因人而异的个性化治疗，每个人的心理亚健康状态可能因体质、生活环境、情志因素等不同而有所差异。中医会根据患者的具体症状（情绪、睡眠、饮食等）、舌象、脉象等进行辨证论治，选择适合的治疗方法。

二、分型食养方案

（一）肝郁化火型

【临床表现】持续 3 个月以上的精神焦虑不安、急躁易怒、恐慌；或伴有失眠、噩梦及血压增高、心率增快、口干、多汗、肌肉紧张、手抖、尿频、腹泻等自主神经症状。舌红，苔黄或薄白，脉弦数。

【调理方法】清肝泻火，疏肝理气。

【食养建议】食用具有清肝泻火、疏肝理气作用的食物，疏肝食材包括柴胡、香附、薄荷、夏枯草、决明子等；清热食材包括芹菜、茼蒿、苦瓜、绿豆等。

【养生膳食举例】

西芹百合

材料准备：西芹 100g，百合 30g。

制作方法：将西芹洗净，切成 3cm 长的段；百合拣去杂质并洗净；炒锅置大火上烧热后，加入植物油 30mL，待油温升高至油花散尽，下入西芹和百合，煸炒 3~4 分钟；加入适量食盐、味精及白糖，略翻炒几下，起锅装盘，佐餐食用。

功效解析：肝主疏泄，若疏泄失常，气郁化火就会出现肝火上炎等情况。西芹性凉，归肝经，具有清肝火、行肝气的功效，通过调节肝脏气机，使肝郁得解，从而缓解因肝郁化热导致的烦躁情绪。百合性味甘寒，归心、肺经，具有宁心安神的功效，可以间接对肝火起到抑制作用，安定心神。西芹侧重于清肝疏肝，而百合侧重于清心安神，辅助泻肝火。二者配伍，共施清肝泻火、疏肝理气之效，改善焦虑性亚健康状态。

（二）肝郁脾虚型

【临床表现】持续 3 个月以上的抑郁情绪，但未满足抑郁症的诊断标准。具体情况包括情绪低落、郁郁寡欢、兴趣减退、悲观、冷漠、自我感觉差和自责感；可能伴有失眠、食欲和性欲减退、记忆力下降、体重减轻、兴趣丧失、缺乏活力等，严重时甚至可能出现自杀念头。舌淡红，苔薄白或白腻，脉弦细或弦滑。

【调理方法】疏肝健脾，养心安神。

【食养建议】食用具有疏肝解郁、健脾养胃作用的食物，疏肝食材包括柴胡、香附、陈皮；健脾食材包括白术、甘草、茯苓、山药、红枣、南瓜、莲子、小米、桂圆等。

【养生膳食举例】

山药薏米粥

材料准备：山药 30g，薏米 30g，莲肉（去心）15g，小米 50~100g。

制作方法：将以上各食材洗净后与小米一同放入锅中，加适量清水，边搅动边煮 10~15 分钟，直至粥熟；粥熟后，根据个人口味添加适量冰糖调味，建议空腹食用。

功效解析：山药，性味甘平，归脾、肺、肾经，具有补脾养胃、生津益肺、补肾涩精的功效，可改善因肝郁脾虚引起的情绪消沉、食纳欠佳等症状。薏米，性味甘淡凉，归脾、胃、肺经，具有健脾渗湿、除痹止泻的功效，湿邪乃脾运之障，薏米可祛脾胃湿浊，使脾运复常，气机得畅。且脾胃健运，水谷精微输布有序，心亦受养，佐助山药健运脾胃，兼顾养心安神之效。莲肉（去心），性味甘涩平，归脾、肾、心经，具有补脾止泻、益肾涩精、养心安神除烦的功效，与山药、薏米相伍，增强健脾养心之力，以安五脏、畅情志。小米，性味甘咸凉，归肾、脾、胃经，具有健脾和胃、补益虚损的功效，调和诸药，使药力缓和平稳，助脾胃受纳运化，脾胃和则气血充，肝气得疏，肾精得滋，为改善抑郁性亚健康提供全面滋养，协同诸药共达疏肝健脾、养心安神之效。

（三）心虚胆怯型

【临床表现】持续 3 个月以上的恐惧情绪，但未满足恐惧症的诊断标准。具体症状包括恐惧、胆怯等不良情绪；可能伴有嫉妒、神经质、疑病、精神不振、记忆力减退、注意力不集中、失眠、健忘、反应迟钝、想象力贫乏等症状。舌淡，苔薄白，脉细弱或弦细。

【调理方法】益气宁心，镇静安神。

【食养建议】食用具有益气宁心、镇静安神作用的食物。益气食材包括人参、黄芪、党参等；宁心安神食材包括龙眼肉、白术、山药、甘草、当归、熟地黄、枸杞子、红枣、黑芝麻、燕麦、白扁豆、百合等。

【养生膳食举例】

远志莲子汤

材料准备：远志 10g，莲子肉 30g，红枣 5 枚，冰糖适量。

制作方法：将远志洗净，莲子肉去心，红枣去核；把处理好的远志、莲子和红枣一同放入锅中，加适量清水；大火煮开后转小火慢炖 40~50 分钟，最后加入冰糖调味即可。

功效解析：以远志为君，性味温苦辛，归心、肾、肺经，可安神益智、祛痰开窍，能开心气而宁心安神，定心志，镇惊悸，缓解恐惧不安等症状。莲子肉，性味甘涩平，归脾、肾、心经，补脾止泻、益肾涩精且养心安神除烦，协同远志增强宁心安神的效果，收敛心神。红枣，性味甘温，归脾、胃、心经，能补中益气、养血安神，可缓解气血亏虚引起的心神失养诸症，增加镇静安神的效果。冰糖为使，甘平调味，润肺生津，缓和其他药材的药性，利于吸收，共奏益气宁心、镇静安神之效，改善恐惧性亚健康状态。

（四）痰热内扰型

【临床表现】持续 3 个月以上的嫉妒他人情绪。具体症状包括情绪易激动、遇小事容易生气、爱钻牛角尖、过于在乎他人评价、比较行为过度、自我认知偏差等；可能伴有心悸心烦、焦虑不安、失眠多梦、便秘等症状。舌红，苔黄腻，脉滑数。

【调理方法】疏肝理气，清热化痰。

【食养建议】食用具有清热化痰作用的食物，如佛手、柴胡、香附、陈皮、青皮、玫瑰花、瓜蒌、竹茹等。

【养生膳食举例】

陈皮浙贝母雪梨汤

材料准备：陈皮 10g，浙贝母 10g，雪梨 1 个，冰糖适量。

制作方法：将雪梨去皮去核，切成小块。陈皮洗净，浙贝母洗净并打碎；将所有材料放入炖盅内，加入适量清水；小火炖煮 1~2 小时，最后加入冰糖调味即可。

功效解析：陈皮性味苦辛温，归肺、脾经，为君药，可理气健脾、燥湿化痰，助脾运以防痰生。浙贝母性味苦寒，归心、肺经，具有清热化痰、散结消肿的功效，与陈皮配合使用，一清一化，共奏疏肝理气、清热化痰之效。雪梨性味甘微酸凉，归肺、胃经，具有清热生津、润燥化痰的效果，辅助浙贝母清热化痰、润肺止咳，并能制约陈皮温燥，调和药性。冰糖性味甘平，调味诸药，利于药物吸收，以达到调节嫉妒性亚健康状态的目的。

第三节　情感亚健康状态

情感亚健康状态是指个体在情绪和心理方面处于一种不稳定或低迷的状态。这种状态往往由长期的生活压力、工作负担、人际关系紧张等因素引发，表现为情绪的波动和心理的疲惫。在情感亚健康状态下，个体可能会出现注意力不集中、睡眠质量下降、社交回避等表现，对日常生活和工作效率产生影响。

一、表现

情感亚健康主要表现为冷漠、无望、疲惫、僵化等状态。这种情感状态不仅压缩个体的"心理领空"，也对家庭、单位和社会的人际关系造成消极影响，给自身和他人带来不必要的伤害。若不及时改善，可能会进一步加剧心理问题和社交障碍。

在中医学中，情感被认为与脏腑、气血密切相关。情感亚健康在中医理论下分为六型：肝郁化火型、肾阳虚型、脾虚痰阻型、心肾不交型、心脾两虚型及肝气郁结型。肝郁化火型主要以富余型亚健康表现为主，常见情绪与情感波动，如易怒、焦虑不安等；肾阳虚型主要以缺乏型和索要型情感亚健康状态为主，常因肾阳虚导致脏腑功能减弱，心神失养，表现为情绪低落、抑郁、无力感，导致个体的内在能量不足，容易对外界的情感支持产生依赖；脾虚痰阻型主要以滞后型亚健康状态表现为主，常感觉疲乏困重，体胖嗜睡，行动迟缓，情绪抑郁；心肾不交型主要以超前型情感亚健康状态为主，由于心肾不交，阴阳失调，难以实现内心的平衡与安宁；心脾两虚型主要以游离型情感亚健康状态为主，由于心气不足，脾胃虚弱，影响气血生成和运化，导致情绪低落和精神疲乏；肝气郁结型主要以固执型和愚蠢型情感亚健康状态为主，由于肝主疏泄失衡，导致肝气郁结，从而引发焦虑和抑郁等情绪问题。这些不同类型的情感问题反映了脏腑功能失调对情绪的深刻影响，中医通过调和脏腑、疏通气机、养心安神等方法，能够有效改善不同类型的亚健康情感状态，促进身心健康。

二、分型食养方案

（一）肝郁化火型

【临床表现】在家庭生活中，过度的关心与保护使孩子产生依赖，缺乏自信，难以独立；在婚姻关系中，表现为一方对另一方投入过多的热情。常见症状包括情绪躁动、烦躁暴怒、神志不安、噩梦纷纭、头晕胀痛、面红目赤、口苦、咽干、便秘等。舌红，苔黄，脉弦数。

【调理方法】清热泻火，平肝利胆。

【食养建议】食用具有疏肝泻火作用的食物，如柴胡、香附、郁金、青皮、黄连、龙胆草、栀子、柚子、橙子、苹果、梨等。

【养生膳食举例】

佛手花黄芩粥

材料准备：佛手花 15g，黄芩 10g，石菖蒲 20g，粳米 100g，冰糖屑 10g。

制作方法：将佛手花、黄芩分别拣去杂质，佛手花撕开，石菖蒲切成片或切碎；一同放入砂锅加适量水煎煮 20 分钟，用纱布过滤去渣，取汁放入砂锅；加入淘净的粳米，视需要再酌加适量清水，大火煮沸改用小火煮成黏稠粥；趁热撒入冰糖，溶化后即成，早晚分食。

功效解析：佛手花具有疏肝理气的功效，可疏通肝气，缓解因肝郁导致的情绪不畅，达到放松心情的效果。黄芩具有泻火解毒的功效，能清除体内热毒。石菖蒲具有开窍理气的功效，可缓解精神紧张，提升注意力。

（二）肾阳虚型

【临床表现】在家庭生活中习惯于从家人处索取；在婚姻关系中，表现为恋爱时激情洋溢，但婚后感情逐渐冷淡。常见症状包括失眠、乏力、孤独感、注意力不集中、活动减退、对周围事物不感兴趣，甚则腰膝稍有酸冷感，偶有畏寒肢冷，以下肢尤甚。舌淡，苔白，脉细。

【调理方法】温补肾阳，调和脏腑。

【食养建议】食用具有温补肾阳作用的食物，如桂枝、肉桂、羊肉、牛肉、鸽子肉、鸡肉等。

【养生膳食举例】

当归生姜羊肉汤

材料准备：羊肉 500g，当归、生姜各 15g，调料适量。

制作方法：羊肉去筋去骨切成小块，用沸水焯去血水，撇去浮沫漂净；当归洗净后装入纱布袋内扎口，生姜切片；将羊肉、药袋、生姜均放入砂锅中，加清水适量同煮，用小火煎 1 小时，弃药袋；旺火烧沸，加入酱油、黄酒、盐适量。食肉喝汤，早晚温热食用，每天 1 剂。

功效解析：羊肉具有温中散寒、补益气血的功效，能够温补身体，增强免疫力。当归具有补血活血，调经止痛的功效，帮助促进血液循环。生姜具有温中散寒的功效，能够增强身体的阳气。上述食材结合在一起食用，共奏补血祛寒、温中补虚之效，适用于肾阳虚型情感亚健康的调理。

（三）脾虚痰阻型

【临床表现】父母在世时，借口工作忙、有应酬等，疏于问候和照顾，待父母离世后才感到后悔和难过。常见症状包括情绪抑郁、思维模糊、常有倦怠困重、面色苍白或晦暗无光泽、体胖嗜睡、胸闷腹胀、大便偏稀。

【调理方法】健脾化痰。

【食养建议】食用健脾化痰的食物，如党参、白术、山药、茯苓、薏苡仁、陈皮、苍术等。

【养生膳食举例】

茼蒿炒萝卜

材料准备：白萝卜 200g（切条），茼蒿 100g（切段），花椒 20 粒，植物油适量，鸡汤少许，味精、香油、盐、淀粉各少许。

制作方法：先将植物油放入锅中烧热，加入花椒炸至焦黑后捞出，加入白萝卜条翻炒，加少许鸡汤继续翻炒至七成熟；加入茼蒿，调加适量味精、盐，炒至熟透后勾加稀淀粉汁，待汤汁稠后淋加少许香油，出锅即可。

功效解析：茼蒿具有调和脾胃、利小便的功效，可以养心安神、稳定情绪、降压补脑、防止记忆力减退、平补肝肾、宽中理气。白萝卜富含维生素 C 和微量元素锌，有增强机体免疫功能、提高抗病能力、帮助消化等功效。

（四）心肾不交型

【临床表现】青少年身心尚未完全发育成熟，却过早恋爱，甚至出现性行为、未成年人意外妊娠等不健康的情感行为。常见症状包括心神不宁、惊悸失眠、腰膝酸软；或见五心烦热、潮热盗汗、口干咽燥等。舌红，少苔或无苔，脉细数。

【调理方法】滋阴降火，养心安神。

【食养建议】食用具有滋阴养心作用的食物，如银耳、枸杞子、百合、龙眼肉、桂圆、红枣、山药、冬虫夏草、瘦肉（鸡肉、鸭肉）、鱼类（鲫鱼）、绿叶蔬菜（菠菜、芹菜）等。

【养生膳食举例】

虫草山药牛骨煲

材料准备：牛骨髓150g，冬虫夏草8g，山药10g，胡椒粉3g，味精2g，料酒10mL，生姜5g，盐3g，葱10g。

制作方法：将牛骨髓洗净，放入碗中，上笼蒸熟；将冬虫夏草、山药洗净，与牛骨髓、料酒、葱一同放入瓦煲内，加适量清水，隔水炖煮至熟；加入胡椒粉、盐、味精调味即成。

功效解析：牛骨髓具有补血益精的功效。冬虫夏草具有补肾益肺的功效。生姜具有发表散寒的功效。山药具有健脾补肺、固肾益精的效果。以上食材结合使用，共奏滋养心肾、益精填髓、健脑安神之效，不仅能在滋补肾精、增强免疫力方面发挥强大作用，还能改善脾胃功能，提升整体健康水平。

（五）心脾两虚型

【临床表现】对亲情、友情、爱情等情感产生怀疑，甚至持有消极和冷漠的态度。常见症状包括情绪低落、健忘、失眠、食欲减退、疲乏无力等。舌淡，脉细弱。

【调理方法】补脾养心，补气养血。

【食养建议】食用具有补益心脾、养心安神作用的食物，如谷物类，包括大米、红米、燕麦、薏苡仁等，能补中益气；豆类，包括黄豆、红豆、绿豆等，有助于增强脾胃运化功能；瘦肉类，包括鸡肉、鸭肉、牛肉等，能补益气血；水果类，包括红枣、龙眼、桂圆等，可帮助养心安神；坚果类，包括核桃、杏仁等，富含营养，能够滋养心脏和大脑，提高记忆力。

【养生膳食举例】

龙眼山药糕

材料准备：龙眼肉25g，莲子肉25g，山药200g，面粉100g，白糖适量。

制作方法：取龙眼（去核）肉、莲子（去心）肉备用；将山药蒸熟后捣成泥，与面粉加水揉成山药面团；将面团放在平盘内压平，平铺一层龙眼肉和莲子肉，上面盖一层山药面团；撒上适量白糖，上笼蒸熟，晾冷后划成小块即成；早晚当点心食用，一日吃完此剂，减少主食量，连吃半个月以上。

功效解析：龙眼肉具有养心安神、补血益气的功效，可改善失眠、多梦、脾虚导致的食欲不振等症状。莲子具有补脾止泻、养心安神、补肾固精的功效。山药具有健脾养胃、补肺益肾、固涩等功效，三药并用，共奏健脾养心、补益气血、安神益智之效，适合用于改善脾虚食欲不振、失眠、疲乏无力等症状。

（六）肝气郁结型

【临床表现】遇到天灾人祸或情感变故后一蹶不振，不能自拔，甚至有自寻短见的倾向；或认为对方是自己存在和生活的全部价值。在家庭生活中，一些父母将自己的要求或愿望强行加在孩子身上。在感情关系中，有些人真心实意地想回报对方的关爱，但却以不恰当的方式表达。常见症状包括情志抑郁、多疑善虑、易怒、善太息或嗳气。舌淡红，苔薄白，脉弦。

【调理方法】疏肝理气解郁。

【食养建议】食用具有疏肝解郁作用的食物，如玫瑰花、瓜蒌皮、青木香、淡竹叶，配合红糖、醪糟，帮助调节情绪。同时，多食用水果，如柑橘类（橙子、柚子）、苹果、梨、菠萝等。

【养生茶饮举例】

玫瑰香附茶

材料准备：玫瑰花、香附各 5g，冰糖一大匙。

制作方法：玫瑰花剥瓣，洗净，沥干；香附以清水冲净，加两碗水熬煮约 5 分钟，滤渣留汁；将备好的药汁加热，置入玫瑰花瓣，加入冰糖，搅拌均匀至溶化，待药汁变黏稠后即可。

功效解析：玫瑰花和香附均具有理气解郁、止痛调经的功效。二者配伍，共奏调和肝脾、理气和胃之效，能疏肝解郁，改善内分泌失调，同时消除疲劳，对肝气郁结型情感亚健康状态起到良好的缓解作用。

第四节　行为亚健康状态

行为亚健康状态是指个体所表现出的一种介于健康与疾病之间的行为状态。虽然这种状态尚未达到临床疾病的诊断标准，但个体已出现明显的行为异常或偏差。在行为亚健康状态下，个体可能会出现行为的偏差、失范和越轨及诸多不良的生活习惯。

一、表现

在心理行为方面，表现为情绪波动较大、自我认同感下降、注意力难以集中等；在身体行为方面，表现为消化不良、倦怠乏力等；在生活方式方面，表现为作息不规律、饮食不当等；在社交行为方面，表现为人际关系紧张、社交隔离等；在职业行为方面，表现为职业倦怠、工作效率低下等。行为亚健康不仅影响个体的日常生活和工作，也会对他人乃至整个社会产生直接影响。因此，这一状态值得我们高度关注，并采取积极的预防措施。

通过结合中医理论，可以更深入地理解行为亚健康的影响因素及其机制，从而制订相应的调理策略。行为亚健康在中医理论下分为五型：脾胃气虚型、肝气郁结型、肾精亏虚型、肝郁痰火型及脾虚湿困型。脾胃气虚证主要以消化功能紊乱表现为主，因脾胃运化失常所致，可见脘腹痞胀、呕恶、纳呆少食或暴饮暴食、便溏或秘结等；肝气郁结型主要以人际交往能力下降表现为主，在社交场合中自信不足、沟通不畅，由于肝失疏泄，气机郁滞，导致情绪低落，影响人的精神状态与思维表达。肾精亏虚型主要以记忆力、注意力下降表现为主，做事丢三落四、容易分心，因肾精亏虚，髓海失养，致使脑的功能衰退；肝郁痰火型主要表现为违背社会道德规范的异常或过激行为，难以遵循社会公序良俗，因肝郁日久，郁而化火，火灼津液成痰，痰火交结，痰热蒙蔽心窍，上扰心神，导致判断力受损，伦理道德观念渐趋模糊；脾虚湿困型主要以自制力低下引发的各种不良生活习惯表现为主，例如，缺乏运动、熬夜、吸烟酗酒、长时间使用电子设备等，由于脾失运化，湿邪困脾，造成气血不足，进而影响心神的宁静和自制力。

在应对行为亚健康时，人们自身有意识地改善行为乃是重中之重。在此过程中，中医治疗可发挥极为有益的辅助功效，能够在个体努力改善行为的进程中，安全且有效地协助调节身体功能，缓解行为亚健康所带来的种种不适，为人们逐步恢复健康的行为与生活状态提供有力的支持与保障。

二、分型食养方案

（一）脾胃气虚型

【临床表现】食欲不振或暴饮暴食；排便不规律，时而便秘，时而腹泻。气短懒言、面色㿠白或萎黄；眼睑、下肢轻度浮肿；腹部胀满。舌淡红，苔薄白或白腻，脉濡、滑或细。

【调理方法】补益脾胃。

【食养建议】食用具有补益脾胃作用的食物，如山药、白扁豆、薏苡仁、茯苓、芡实、莲子、猴头菇、土豆、红薯等。

【养生膳食举例】

山药茯苓糕

材料准备：山药 100g，茯苓 50g，糯米粉 150g，白糖适量。

制作方法：将山药、茯苓蒸熟后捣成泥；把糯米粉加入山药茯苓泥中，再加入适量白糖和水，揉成面团；将面团分成小块，放入模具中压成形；上蒸锅蒸熟即可。

功效解析：山药性味甘平，归脾、肺、肾经，为君药，具有补脾养胃、生津益肺、补肾涩精的功效，能增强脾胃运化，改善食少泄泻。茯苓性味甘淡平，归心、脾、肾经，具有渗湿利水、健脾宁心的功效，助山药健脾，促水湿代谢，祛脾湿而助运化。糯米粉性味甘温，归脾、胃、肺经，能补中益气、暖脾胃，借黏性利于成型食用，协同改善消化紊乱。白糖性味甘平，可以增进食欲，调和药性。上述食材共奏健脾和胃之效，改善行为亚健康导致的消化功能紊乱。

（二）肝气郁结型

【临床表现】不愿意与他人交流，经常独处，对社交活动失去兴趣，难以融入群体；常有情志抑郁，闷闷不乐；胸胁或少腹胀满，善太息，咽部有异物感；妇女乳房胀痛。舌淡红或红，苔薄白或薄黄，脉弦。

【调理方法】疏肝解郁。

【食养建议】食用具有疏肝解郁作用的食物，如柴胡、薄荷、香附、佛手、郁金、橘、香蕉、芹菜、茉莉花等。

【养生茶饮举例】

枸杞菊花茶

材料准备：枸杞子 10g，菊花 5g，水 500mL。

制作方法：将洗净的枸杞子和菊花放入茶壶中，加入 500mL 沸水；盖上茶壶，浸泡 10 分钟后即可饮用。

功效解析：枸杞子性味甘平，归肝、肾经，滋补肝肾，使肝阴血足、肝气得养而疏泄条达，解肝郁致情绪不畅等，有助于人际交往。菊花性味甘苦微寒，归肺、肝经，具有清肝明目、平肝潜阳的功效，可以清泻肝火，缓解情绪焦虑和烦躁，从而减轻情绪对交往的障碍，提升自信心和能力。

（三）肾精亏虚型

【临床表现】容易忘记事情，做事丢三落四；在学习或工作时，常常被周围的事物干扰，无法保持长时间的专注，容易分心，办事效率低；常有腰膝酸软、眩晕耳鸣；男子可能出现精少不育、阳痿早泄，女子可能出现经闭不孕、性功能减退、性欲低下；面色晦暗无光泽、眼眶暗黑。舌体瘦薄，舌淡红或偏红，苔少或无苔，脉沉细。

【调理方法】益肾填精。

【食养建议】食用具有益肾填精作用的食物，如熟地黄、枸杞子、桑椹、山茱萸、菟丝子、黑芝麻、黑豆等。

【养生膳食举例】

核桃芝麻糊

材料准备：核桃 50g，黑芝麻 50g，糯米粉 30g，冰糖适量。

制作方法：将核桃去壳取仁，炒熟后捣碎；黑芝麻炒熟；把核桃碎、黑芝麻和糯米粉放入搅拌机中，搅拌均匀；锅中加入适量水，放入冰糖，煮至冰糖溶化；慢慢倒入搅拌好的核桃芝麻糯米粉，边倒边搅拌，煮至浓稠即可。

功效解析：核桃性味甘温，归肾、肺、大肠经，具有补肾固精、温肺定喘、润肠通便的功效。其益肾填精以养髓海，进而改善肾虚精亏导致的记忆力、注意力下降及健忘等症状。黑芝麻性味甘平，归肝、肾、大肠经，补肝肾，助核桃养脑髓。糯米粉性味甘温，归脾、胃经，具有补中益气、健脾暖胃的功效，同时增加口感。冰糖性味甘平，能增进食欲，调和药性。上述食材共奏益肾填精之效，缓解行为亚健康相关症状。

（四）肝郁痰火型

【临床表现】面对工作压力或生活琐事时，情绪容易激动，难以控制脾气，对他人大发怒气或行为举止怪异，难以遵守社会公序良俗；常有心烦失眠、头痛眩晕、面红目赤、口苦咽干、耳鸣耳聋，以及胁肋部胀满疼痛；痰质黏稠色黄；大便干结，小便短赤等。舌红，苔薄黄或黄腻，脉弦数。

【调理方法】疏肝泻火，清热化痰。

【食养建议】食用具有疏肝泻火、清热化痰作用的食物，疏肝泻火食材包括龙胆草、夏枯草、青葙子、决明子、密蒙花等；清热化痰食材包括贝母、瓜蒌、竹茹、前胡、荸荠等。

【养生茶饮举例】

梨汁百合茶

材料准备：梨 1 个，干百合 10g，清水适量。

制作方法：梨去核切块，与干百合一起放入锅中，加入适量清水；煮沸后改为小火煮 20 分钟，煮好后过滤；饮用时可根据个人口味加入少量蜂蜜。

功效解析：梨性味甘微酸凉，归肺、胃经，清热降火、化痰润肺，顺肺气稳情绪，化解肝郁痰热。百合性味甘微寒，归心、肺经，养阴润肺、清心安神，清君火宁神志，有助于增强自我约束，避免心神慌乱导致的行为失范，从而协同改善行为亚健康状态。

（五）脾虚湿困型

【临床表现】熬夜、吸烟酗酒、长时间使用电子设备；缺少运动、胡乱消费、不注重个人卫生；无心学习，常有周身倦怠乏力、头重如裹、昏沉不爽、面色晦暗、肢体关节酸痛沉重。舌体胖大，边有齿痕，苔白腻或白滑，脉濡缓。

【调理方法】健脾祛湿。

【食养建议】食用具有健脾祛湿作用的食物，如白术、茯苓、薏苡仁、芡实、白扁豆、红豆、冬瓜等。

【养生膳食举例】

白术陈皮煲乌鸡

材料准备：白术 15g，陈皮 6g，乌鸡 1 只（约 500g），生姜 3 片，盐适量。

制作方法：乌鸡宰杀后处理干净，切块焯水；白术洗净，陈皮泡软后刮去白瓤；将所有材料放入砂锅中，加入适量清水，大火烧开后转小火炖煮 1.5~2 小时，至鸡肉熟烂，加盐调味即可。

功效解析：白术性味甘苦温。归脾、胃经，具有健脾益气、燥湿利水的功效，可有效改善脾虚湿盛的状况，增强脾胃运化功能，缓解因脾虚导致的身体沉重、疲劳等症状，帮助提升精力和自制力。陈皮性味辛苦温，归肺、脾经，具有理气健脾、燥湿化痰的功效，促进脾胃气机运行，可使白术的健脾祛湿功效更好地发挥。乌鸡滋阴补血，营养丰富，能为身体补充营养，增强体质，与白术、陈皮搭配，健脾祛湿、补气养血，对于因不良生活习惯导致的气血不足、脾胃虚弱、湿气内生的行为亚健康人群有很好的调理效果。

第七章
经典文献选读

扫一扫，查阅
本章PPT等
数字资源

学习目的

通过本章的学习，学生能够掌握中医食物养生的核心理念，像"五谷为养"，同时熟悉经典药膳方剂，比如当归生姜羊肉汤的组成、功效及应用。具体包括：熟悉中医食物养生理念在不同历史时期的补充和发展，深入探讨诸如"食能以时""五谷为养""五味入胃""损谷则愈""药食有别""食医有方"等理念的原文论述与文义解析，明晰其在各时期的应用及演变；了解当归生姜羊肉汤、黄雌鸡饭、莲花肚、雪羹、珠玉二宝粥、期颐饼等经典药膳方剂的具体组成、主治病症、功效及方解。

经典是具有典范性、权威性的著作，历经历史的筛选，代表了学科领域内最具原创性和奠基性的价值。中医食物养生经典不仅奠定了中医食物养生学科的理论基础，还指导着日常生活与工作中的食物养生实践，是学习食物养生不可或缺的重要内容。

本章分为"经典食物养生文献选读"和"经典药膳方剂文献选读"两节。在每节中，将以历史时期为主线，从浩如烟海的历史文献中选摘能够反映"五谷为养""食疗为先"等中医食物养生核心观念的经典论述；同时，精选当归生姜羊肉汤、珠玉二宝粥等经典食养药膳方剂。这些内容在一定程度上展示了中医药学在不同历史时期的食物养生思想发展脉络，以及食养食疗临证实践的典型技术方法。

第一节　经典食物养生文献选读

一、先秦时期

1. 《周礼》

【原文】

（1）膳夫掌王之食、饮、膳、羞……凡王之馈食用六谷，膳用六牲，饮用六清，羞用百二十品，珍用八物，酱用百有二十瓮。

（2）医师掌医之政令，聚毒药以共医事。凡邦之有疾病者，有疕疡者造焉，则使医分而治之。

（3）食医掌和[1] 王之六食[2]、六饮、六膳、百羞、百酱、八珍之齐。……凡和，春多酸，夏多苦，秋多辛，冬多咸，调以滑甘[3]。

（4）疾医掌养万民之疾病。……以五味、五谷[4]、五药养其病，以五气、五声、五色视其死生。

（5）疡医掌肿疡、溃疡、金疡、折疡之祝药，劀、杀之齐。凡疗疡，以五毒攻之，以五气养之[5]，以五药疗之，以五味节之。（《周礼·天官》）

【注释】

[1] 和：和各种食物的比例以利养身。

[2] 六食：即《膳夫》"食用六谷"。郑司农曰："稌、黍、稷、粱、麦、苽。"按，稌（tú），稻也。程瑶田《九谷考》曰："黍，今之黄米。稷，今之高粱。"又曰："今北方呼粟米之纯白者曰粱。"苽（gū），同"菰"，即菰米，菱白的果实，又名雕胡，产于我国南方，古人或煮菰米为饭。六饮，即《膳夫》"饮用六清"。郑司农曰："水、浆、醴、医、酏。"六膳，即《膳夫》"膳用六牲"。膳，谓牲肉，主要指牛、羊、豕、犬、雁（鹅）、鱼六牲，煮熟而无佐料。百羞，即《膳夫》"羞用百有二十品"。即庶羞，谓美味食物，为三牲之羹及禽兽、虫鱼、菜果众物之在笾豆者。百酱，即《膳夫》"酱用百有二十瓮"。八珍，即《膳夫》"珍用八物"。齐，通"剂"，剂量。

[3] 滑甘：据《礼记·内则》，是调配食品时，加入枣子、栗子、糖稀、蜂蜜等物使其甘甜，加入粉芡汁、菜蔬等物使其柔滑。

[4] 五谷：郑《注》曰："麻、黍、稷、麦、豆也。"五药，指草、木、虫、石、谷五种药材。养，此犹谓治疗。贾《疏》曰："此主治疗疾病而云养者，但是疗治，必须将养，故以养言之。"

[5] 以五气养之：郑《注》曰："五气，当为'五谷'，字之误也。"

2. 管子

【原文】

凡食之道，大充，伤而形不臧[1]；大摄[2]，骨枯而血冱[3]。充摄之间，此谓和成，精之所舍，而知之所生。饥饱之失度，乃为之图。（《管子·内业》）

【注释】

[1] 臧：善也，执事顺成为臧，逆为否。

[2] 摄：敛抑，引申为减缩、减少。

[3] 冱：hù，干涸凝固。

3. 墨子

【原文】

（1）古之民未知为饮食时，素[1] 食而分处，故圣人作，诲男耕稼树艺，以为民食。其为食也，足以增气充虚，强体适腹而已矣。故其用财节，其自养俭，民富国治……君实欲天下治而恶其乱，当为食饮不可不节。（《墨子·辞过》）

（2）古者圣王制为饮食之法曰："足以充虚继[2] 气，强股肱，耳目聪明，则止。不极五味之调，芬香之和，不致远国珍怪异物。"（《墨子·节用》）

【注释】

[1] 素："疏"的假借字，疏同蔬。素食即采摘草木果实为食。

[2] 继：当为"增"（李笠说）。

4.《吕氏春秋》

【原文】

（1）凡食，无强厚味无以烈味重酒，是以谓疾首[1]。食能以时，身必无灾。凡食之道，无

饥无饱，是之谓五脏[2] 之葆[3]。(《吕氏春秋·十二纪》)

（2）养有五道：修宫室、安床第、节饮食，养体之道也；树五色、施五采、列文章[4]，养目之道也；正六律和五声、杂八音，养耳之道也；熟五谷、烹六畜和煎调，养口之道也；和颜色、说[5] 言语、敬进退，养志之道也。此五者，代[6] 进而厚用之，可谓善养矣。（《吕氏春秋·八览》）

【注释】

[1] 疾首：致疾之端。

[2] 五脏：指脾、肺、肾、肝、心。

[3] 葆：bǎo，安。

[4] 文章：古代绘画，青与赤相间谓之"文"，白与赤相间谓之"章"。这里的"文章"指错综华美的花纹。

[5] 说：喜悦。

[6] 代：更替。

二、秦汉两晋时期

1.《黄帝内经》

【原文】

（1）人之所受气者，谷也。谷之所注者，胃也。胃者，水谷气血之海也。(《灵枢·玉版》)

（2）胃满则肠虚，肠满则胃虚，更[1] 虚更满，故气得上下，五脏安定，血脉和利，精神乃居。故神者，水谷之精气也。……故平人不食饮七日而死者，水谷精气津液皆尽故也。(《素问·平人绝谷》)

（3）胃者，五脏六腑之海也，水谷皆入于胃，五脏六腑，皆禀气于胃。……谷气津液已行，营卫大通，乃化糟粕，以次传下。(《灵枢·五味》)

（4）毒药[2] 攻邪，五谷为养，五果为助，五畜为益，五菜为充，气味合而服之，以补精益气。此五者，有辛酸甘苦咸，各有所利，或散，或收，或缓，或急，或坚，或软，四时五脏，病随五味所宜也。(《素问·脏气法时论》)

（5）夫五味入胃，各归所喜，故酸先入肝，苦先入心，甘先入脾，辛先入肺，咸先入肾，久而增气，物化之常也[3]。气增而久，夭之由也[4]。(《素问·至真要大论》)

（6）阴之所生，本在五味；阴之五宫[5]，伤在五味。……是故谨和五味，骨正筋柔，气血以流，腠理以密，如是则骨气以精[6]。谨道如法，长有天命[7]。(《素问·生气通天论》)

（7）帝曰："有毒无毒，服有约[8] 乎？"岐伯曰："病有久新，方有大小，有毒无毒，固宜常制矣。大毒治病十去其六，常毒治病十去其七，小毒治病十去其八，无毒治病十去其九。谷肉果菜，食养[9] 尽之，无使过之，伤其正也。不尽，行复如法。"(《素问·五常政大论》)

（8）食饮者，热无灼灼[10]，寒无沧沧[11]，寒温中适，故气将[12] 持，乃不致邪僻[13] 也。(《灵枢·师传》)

（9）用寒远寒[14]，用凉远凉，用温远温，用热远热，食宜同法[15]。(《素问·六元正纪大论》)

【注释】

[1] 更：轮流、重复的意思。

［2］毒药：指药物，通常味苦辛，性峻烈。

［3］久而增气，物化之常也：五味入五脏，如某味久服或偏嗜，会引起某一脏气偏盛，这是事物变化的必然规律。

［4］气增而久，夭之由也：人体某一脏气由于五味偏嗜或长期食用而偏盛，会导致五脏之间失去平衡，这是产生疾病或夭折的根源。

［5］阴之五宫：化生和藏蓄阴精的五脏。五宫，即五脏。

［6］骨气以精：谓人体的骨、筋、气、血、腠理均因饮食五味的滋养而强健。精，强盛。骨气，泛指上文的骨、筋、气、血和腠理。

［7］天命：人的自然寿命。

［8］约：限度、规则。

［9］食养：饮食调养。

［10］灼灼：炽热的意思。

［11］沧沧：寒冷的意思。

［12］将：保养，如将息、将养等。

［13］不致邪僻：谓不生病灾。致，招致。邪僻，泛指邪气。

［14］用寒远寒：张介宾曰："言用寒药者当远岁气之寒，用凉药者，当远岁气之凉，温热者亦然，凡饮食居处之宜，皆所同法，而岁气当察也。"远，避开。下文"用凉远凉""用温远温""用热远热"，其含义皆仿此。

［15］食宜同法：应用饮食的规则与用药一致。

2. 《伤寒论》

【原文】

病人脉已解[1]，而日暮微烦，以病新差[2]，人强与谷，脾胃气尚弱，不能消谷，故令微烦。损谷[3] 则愈。(《伤寒论·辨阴阳易差后劳复病脉证并治》)

【注释】

［1］解：病脉已去，脉象恢复平和。

［2］差：瘥，病愈的意思。

［3］损谷：减少食物摄入量，选用易于消化的食物。

3. 《金匮要略》

【原文】

凡饮食滋味，以养于生，食之有妨，反能为害。自非服药炼液，焉能不饮食乎？切见时人，不闲调摄，疾疢[1] 竞起；若不因食而生，苟全其生，须知切忌者矣。所食之味，有与病相宜，有与身为害，若得宜则益体，害则成疾，以此致危，例皆难疗。(《金匮要略·禽兽鱼虫禁忌并治》)

【注释】

［1］疢：chèn，热病，亦泛指疾病。

4. 《黄帝内经太素》

【原文】

五谷、五畜、五果、五菜，用之充饥，则谓之食，以其疗病，则谓之药。是以脾病宜食粳米，即其药也，用充饥虚，即为食也。故但是入口资身之物，例皆若是。此谷、畜、果、菜等二十物，乃是五行五性之味，脏腑血气之本也，充虚接气，莫大于兹，奉性养生，不可斯须[1] 离

也。黄帝并根据五行相配、相克、相生，各入脏腑，以为和性之道也。（《黄帝内经太素·调食》）

【注释】

[1] 斯须：片刻，一会儿。

三、唐宋金元时期

1.《备急千金要方》

【原文】

仲景曰："人体平和，唯须好将养，勿妄服药。药势偏有所助，令人脏气不平，易受外患。夫含气[1]之类，未有不资食以存生，而不知食之有成败；百姓日用而不知，水火至近而难识……

安身之本，必资于食；救疾之速，必凭于药。不知食宜者，不足以存生也；不明药忌者，不能以除病也。斯之二事，有灵[2]之所要也，若忽而不学，诚可悲夫！是故食能排邪而安脏腑，悦神爽志以资血气。若能用食平疴[3]，释情遣疾者，可谓良工。长年饵老[4]之奇法，极养生之术也……

夫为医者当须先洞晓病源，知其所犯，以食治之；食疗不愈，然后命[5]药。药性刚烈，犹若御兵，兵之猛暴，岂容妄发，发用乖宜[6]，损伤处众；药之投疾，殃滥[7]亦然。"（《备急千金要方·食治》）

【注释】

[1] 含气：有生命的东西。

[2] 有灵：有生之灵，谓有生命者之灵，即人。

[3] 疴：kē，病也。

[4] 长年饵老：通过饮食来养老延寿。

[5] 命：用。

[6] 乖宜：《玉篇·北部》："乖，戾也，背也。"谓违背用兵之常法。

[7] 殃滥："殃"，凶，灾祸；"滥"，漫无准则，肆意而为。谓用药漫无准则而致凶祸。

2.《太平圣惠方》

【原文】

凡药势与食气不欲相逢。食气消即进药，药气散即进食，如此消息[1]，即得五脏安和。……凡服汤，欲得稍热服之则易消下。（《太平圣惠方·论服饵》）

【注释】

[1] 消息：在此处有调节、安排的意思。

3.《养老奉亲书》

【原文】

若少年之人，真元气壮[1]，或失于饥饱[2]，食于生冷，以根本强盛，未易为患。其高年之人，真气耗竭，五脏衰弱，全仰饮食以资气血，若生冷无节，饥饱失宜，调停无度，动成疾患[3]。（《养老奉亲书·老人诸风方饮食调治》）

【注释】

[1] 真元气壮：真气，即人体内的正气，是生命活动的动力。元气，指人体最根本、最重要的气。壮盛，指强盛、旺盛。此处形容年轻人的身体状态良好，抵抗力和生命力强。

［2］失于饥饱：指饥饿或饱食过度。饥饿时身体缺乏营养，饱食过度则会给身体带来负担，两者均不利于身体健康。

［3］动成疾患：很容易引发疾病。动，意为容易；疾患，指疾病、病痛。

4.《圣济总录》

【原文】

（1）人资[1]食以为养，故凡有疾，当先以食疗之，盖食能排邪而保冲气[2]也。食疗不已，然后命药者，其不得已而用之欤。（《圣济总录·叙例·食治》）

（2）论曰天产动物，地产植物，阴阳禀贷[3]，气味浑全，饮和食德[4]，节适而无过，则入于口，达于脾胃，入于鼻，藏于心肺，气味相成，神乃自生。平居暇日，赖以安平者，兼足于此，一有疾疢，资以治疗者，十去其九，全生永年，岂不有余裕哉！是以别五肉五果五菜，必先之五谷，以夫生生不穷，莫如五谷为种之美也；辨为益为助为充，必先之为养，以夫五物所养，皆欲其充实之美也。非特如此，精顺五气[5]以为灵[6]，若食气相恶[7]，则为伤精；形受五味以成体，若食味不调，则为损形。阴胜阳病，阳胜阴病，阴阳和调，人乃平康。（《圣济总录·食治统论》）

【注释】

［1］资：取，取用。

［2］冲气：激荡而生的中和之气。

［3］禀贷：赋予，给予。

［4］德：好的、善的。

［5］五气：《素问·六节藏象论》曰："天食人以五气。"张景岳注："天以五气食人者，臊气入肝，焦气入心，香气入脾，腥气入肺，腐气入肾也。"

［6］灵：假借为"良"。善，美好。

［7］恶：wù，讨厌、憎恶。

5.《饮膳正要》

【原文】

（1）人而有生，所重乎者心也。心为一身之主宰，万事之根本，故身安则心能应万变，主宰万事，非保养何以能安其身？保养之法，莫若守中，守中则无过与不及之病。调顺四时，节慎饮食，起居不妄，使以五味调和五脏。五脏和平则血气资荣，精神健爽，心志安定，诸邪自不能入，寒暑不能袭，人乃怡安。……虽饮食百味，要其精粹，审其有补益助养之宜，新陈之异，温凉寒热之性，五味偏走之病。若滋味偏嗜，新陈不择，制造[1]失度，俱皆致疾。可者行之，不可者忌之。如妊妇不慎行，乳母不忌口，则子受患。若贪爽口而忘避忌，则疾病潜生而中，不悟百年之身，而忘于一时之味，其可惜哉！（《饮膳正要·序》）

（2）故善养性者，先饥而食，食勿令饱，先渴而饮，饮勿令过。食欲数[2]而少，不欲顿[3]而多，盖饱中饥，饥中饱。饱则伤肺，饥则伤气。若食饱，不得便卧，即生百病。（《饮膳正要·养生避忌》）

【注释】

［1］制造：炮制、烹调。

［2］数：shuò，屡次。

［3］顿：忽然，立刻，一下子。

四、明清和近现代时期

1. 《本草纲目》

【原文】

凡草木之可茹[1]者谓之菜。韭、薤、葵、葱、藿，五菜也。《素问》云："五谷为养，五菜为充。所以辅佐谷气，疏通壅滞也。……是以《内则》[2]有训，食医有方，菜之于人，补非小也。"（《本草纲目·菜部》）

【注释】

[1] 茹：食用。

[2] 内则：指《礼记·内则》，其中详细记载了周代的饮食规定，包括食物选择、搭配和菜肴的烹饪制作等。

2. 《寿世保元》

【原文】

谷肉菜果，□嗜而欲食之，心自裁制[1]，勿使过焉，则不伤其正矣。或有伤于食者，必先问其人：或因喜食而多食之耶，或因饥饿而急食之耶，或因人勉强劝而强食之耶，或因病后宜禁之物而误食之耶。如因喜食得之，当先益其胃气，胃气素强，损谷自愈。消导耗气之药，不必服也。（《寿世保元·饮食》）

【注释】

[1] 裁制：规划，安排，约束。

3. 《景岳全书》

【原文】

凡饥饱劳倦，皆能伤人……所以饥时不可临病[1]，饥时不可劳形，饥时不可受寒，饥时不可任性，饥时不可伤精，饥时不可酬应[2]，知此数者，是即却病养生之道也。凡犯此者，岂惟贫贱者为然，而富贵者尤多有之，盖有势不容已，则未免劳心竭力，而邪得乘虚而入者，皆内伤不足之证也。（《景岳全书·杂证谟·劳倦内伤》）

【注释】

[1] 临病：接触、面对生病的人。

[2] 酬应：交际往来。

4. 《随息居饮食谱》

【原文】

凡人饮食，盖有三化，一曰火化，烹煮熟烂；二曰口化，细嚼缓咽；三曰胃化，蒸变传运，二化得力，不劳于胃。故食生冷，大嚼急咽，则胃受伤也。胃化既毕，乃传于脾，传脾之物，悉成乳糜，次乃分散达于周身。其上妙者化气归筋，其次妙者化血归脉，用能滋益精髓，长养肌体，调和营卫。所云妙者，饮食之精华也，故能宣越流通，无处不到。……颐生[1]无玄妙，节其饮食而已。食而不知其味，已为素[2]餐，若饱食无教，则近于禽兽。（《随息居饮食谱·水饮类》）

【注释】

[1] 颐生：养生。颐，保养。

[2] 素：空，有名无实或有实无名。

5.《医学入门》

【原文】

人知药之药[1] 人，而不知食之药人，世有误食一毒而宿疾遂愈者，天生万物以养人也，岂为口腹计哉？孙真人谓医者先晓病源，知其所犯，以食治之，食疗不愈，然后命药，不特老人小儿相宜，凡骄养及久病厌药、穷乏无资货[2] 药者，俱宜以饮食调治。（《医学入门·食治门》）

【注释】

[1] 药：治疗，疗愈的意思。

[2] 货：购买。

6.《调疾饮食辩》

【原文】

（1）病人饮食，借以滋养胃气，宣行药力。故饮食得宜，足为药饵之助；失宜，则反与药饵为仇。乃世俗之弊则有二：饕餮[1] 之人，但贪口腹，不遵禁忌，误在放纵；谨慎之人，不知物理，概不敢食，误在拘泥。加之嗜好万有不齐，风土五方各别，误投害固非浅，而当食不食，坐失亦多矣。然毕竟谨慎者误小，放纵者误大。数十年中，常见用药不误而病日深者，皆不遵禁忌之人也。故书中谆恳言之，愿举世病人，各以生命为重，慎勿欺瞒医人，偷食不宜之物，以自丧其生，且令医人蒙不白之冤也。（《调疾饮食辩·发凡》）

（2）韩懋《医通》曰：凡造饭，用荷叶汤者宽中，芥菜汤者豁痰，紫苏汤者行气解肌，薄荷汤者去热，竹叶汤者解暑……按此法触类增加，不仅此数种。然必气味纯正，始可入馔[2]。若辛酸苦劣与饮食不相投者，纵合病，只可入药，不宜入食，恐因此减膳，是弄巧反拙也。（《调疾饮食辩·胡麻饭》）

【注释】

[1] 饕餮：tāo tiè，是中国古代神话传说中的一种凶恶贪食的野兽，是贪欲的象征，常用来形容贪食或贪婪的人。

[2] 馔：zhuàn，食品、食物。

第二节　经典药膳方剂文献选读

一、先秦至两晋时期

1. 半夏秫米汤（《灵枢·邪客》）

【原文】

今厥气客于五脏六腑，则卫气独卫其外，行于阳不得入于阴。行于阳则阳气盛，阳气盛则阳跷满，不得入于阴，阴虚故目不瞑。

黄帝曰：善。治之奈何？

伯高曰：补其不足，泻其有余，调其虚实，以通其道而去其邪，饮以半夏汤一剂，阴阳已通，其卧立至。

黄帝曰：善，此所谓决渎壅塞，经络大通，阴阳和得者也。愿闻其方。

伯高曰：其汤方以流水千里以外者八升，扬之万遍，取其清五升煮之，炊以苇薪火，沸，置秫米一升，治半夏五合，徐炊，令竭为一升半，去其滓，饮汁一小杯，日三稍益，以知为度。故其病新发者，覆杯则卧，汗出则已矣；久者，三饮而已也。

【方解】

本方主治失眠，其病机为邪气内阻，营卫不利，阴阳失调。方中用制半夏祛邪降逆、辛温通阳，秫米甘凉益胃、养营补阴，二者合用，有调和阴阳之妙。每次服一小杯，每日三次。服药后微汗出，表明阴阳之气通畅和顺，因而很快就能入睡。本方药食仅用二味，通补结合，对中虚痰阻所致的失眠确有良效，另外，还应注意本方的用水、煎药法和服药法等。

2. 当归生姜羊肉汤（《金匮要略·腹满寒疝宿食病脉证治》）

【原文】

寒疝腹中痛，及胁痛里急者，当归生姜羊肉汤主之。

当归生姜羊肉汤方：当归（三两），生姜（五两），羊肉（一斤）。

上三味，以水八升，煮取三升。温服七合，日三服。若寒多者，加生姜成一斤；痛多而呕者，加橘皮二两、白术一两。加生姜者，亦加水五升，煮取三升二合，服之。

【方解】

除寒疝腹痛外，本方还见于《金匮要略·妇人产后病脉证治》，用于产后腹中疼痛，并治虚劳不足等。方中用当归行血分之滞而定痛，生姜宣气分之滞而定痛，妙在用羊肉这种血肉有情之品，其气味腥膻浓厚，能温养下元，温散寒凝。需要注意的是，方中羊肉只入汤煎，未直接食用。

3. 葱豉汤（《肘后备急方·治伤寒时气温病方》）

【原文】

又伤寒有数种，人不能别，令一药尽治之者。

若初觉头痛，肉热，脉洪起，一二日，便作葱豉汤。用葱白一虎口，豉一升，以水三升，煮取一升，顿服取汗。

不汗复更作，加葛根二两，升麻三两，五升水，煎取二升，分再服，必得汗，若不汗，更加麻黄二两，又用葱汤研米二合，水一升，煮之。少时下盐豉，后纳葱白四物，令火煎取三升，分服取汗也。

【方解】

本方组成最能体现葛洪组方遣药简便廉效的特点。药仅二味，为清宣发散之剂，温而不燥，汗而不峻，对感冒及时疫初起，邪浅证轻者，颇为合拍。方中葱白发汗解表，温通阳气；淡豆豉发汗解肌，宣散表邪。二药合用，解表散寒之药性平和，为辛温解表之轻剂。

二、唐宋金元时期

1. 羊肉粥方（《太平圣惠方·食治虚损羸瘦诸方》）

【原文】

治虚损羸瘦。助阳，壮筋骨。羊肉粥方。

羊肉（二斤），黄芪（一两，锉），人参（一两，去芦头），白茯苓（一两），枣（五枚），粳米（三合）。

上件药，先将肉去脂皮，取精者，内留四两细切，余一斤十二两，以水五大盏，并黄芪等煎取汁三盏。去滓，入米煮粥，临熟，下切了生肉更煮。入五味，调和空心食之。

【方解】

羊肉温阳养血，人参、黄芪补气以生血，白茯苓健脾渗湿，粳米、枣益气养血，六味同用，共奏温阳益气养血之效。本方为粥方，在制作方法上要注意羊肉的用法和制粥的方法。

2. 大豆方（《养老奉亲书·老人水气诸方》）

【原文】

大豆方，食治老人水气肿满，手足俱胀，心烦，满闷，无力。

大豆（二升），白术（二两），鲤鱼肉（一斤）上以水和煮，令豆烂熟，空心常食之，鱼豆饮其汁，尤佳。

【方解】

大豆健脾利水，解毒消肿；白术补气健脾，燥湿利水；鲤鱼肉健脾和胃，利水下气。三者共用，可增强其健脾利水之功效，能有效缓解"老人水气肿满，手足俱胀"等症状。若气满的症状偏重，可重用鲤鱼肉，取其下气之效。

3. 五汁安中饮（《养老奉亲书·食治老人噎塞诸方》）

【原文】

老人噎膈，常吐白沫，口干咽燥，大便艰涩，食后胸中痛如刀割，或吐下如赤豆汁，形瘦枯槁，稍能受纳者，宜服五汁安中饮。

韭汁，牛乳，生姜汁，梨汁，藕汁。

上等分，混合，少量呷之，频服。

【方解】

本方专为老人噎膈之症而设。方中韭汁辛温，能散瘀行滞，以解噎膈之瘀滞；牛乳甘平，可滋养补虚、润燥滑肠；生姜汁辛散温通，能和胃降逆，可减轻吐白沫及食后胸痛之症；梨汁甘寒，有润肺生津、清热化痰之效，可缓解口干咽燥与胸中热痛；藕汁甘平，能清热凉血、化瘀止血，对应吐下如赤豆汁之症，且能与梨汁协同增强润燥之功。诸汁上等分混合，少量频服，共奏滋阴润燥、化瘀降逆之效，使噎膈之症得缓，受纳渐复。

4. 煮肝散（《圣济总录·雀目》）

【原文】

治雀目，咫尺不见物，煮肝散方。

紫芥菜籽真者，炒令黑色，碾为细散，用羊肝一具，分作八服，每用散三钱，捻在肝上，外托荷叶，裹煮令熟，放冷服，以煮肝汤下，不过一具肝，永除根本，临卧时服。

【方解】

羊肝能补血益肝明目，紫芥菜籽可温中散寒、消肿散结，两者相辅相成，共奏温阳益肝明目之效。肝肾亏损是雀目常见的病因。治疗时，除羊肝外，可加用枸杞子、熟地黄等药材。若是阳衰不能制阴，也是导致雀目的重要原因。除紫芥菜籽外，还可加用淫羊藿、菟丝子等，以温阳散寒，明目增视。

5. 黄雌鸡饭（《圣济总录·食治产后诸病》）

【原文】

治产后虚羸，补益宜食。黄雌鸡饭方

黄雌鸡（一只，去毛及肠肚），生百合（净洗择，一颗），白粳米饭（一盏）。

上三味。将粳米饭百合入在鸡腹内，以线缝定，用五味汁煮鸡令熟，开肚取百合粳米饭，和鸡汁调和食之，鸡肉食之亦妙。

【方解】

黄雌鸡温中益气，补精填髓，能够滋养身体，缓解虚弱症状。生百合养阴润燥，清心安神，能够缓解咳嗽、失眠等症状，同时也有助于滋养身体。粳米饭调中和胃，渗湿止泻，除烦，能够调和诸药，使粥品口感更佳。三者相合，共奏补肾滋阴、调中和胃之效。产后元气耗伤，气血不足，导致虚羸之症。以上三者相合，既滋肾阴，又补脾胃，实现了先天、后天之本同补，且三者药性温和，口感甘甜，适宜长期服用。

6. 羊蜜膏（《饮膳正要·食疗诸病》）

【原文】

羊蜜膏治虚劳腰痛、咳嗽、肺痿、骨蒸。

熟羊脂五两，熟羊髓五两，白沙蜜五两（炼净），生姜汁一合，生地黄汁五合。

上五味先以羊脂煎令沸，次下羊髓，又令沸，次下蜜地黄、生姜汁，不住手搅，微火熬数沸成膏。每日空心温酒调一匙头，或做羹汤，或作粥食之亦可。

【方解】

熟羊脂滋阴润燥、补虚益气，熟羊髓滋阴补肾、益精填髓，两者合用，可增其补肾益精之功效，治疗"虚劳腰痛"。生姜化痰止咳，白沙蜜润肺止咳，共奏止咳之效。生地黄养阴生津，与白沙蜜、羊脂、羊髓等合用，可增强其润肺补肾滋阴之功效，治疗"肺痿、骨蒸"之症。"虚劳腰痛、咳嗽、肺痿、骨蒸"皆为肺肾阴虚之象，熟羊脂、熟羊髓滋肾阴，白沙蜜、生地黄补肺阴，以上食材结合，可治疗肺肾阴虚所致的常见病症。常服该方可见效。

7. 鲫鱼羹（《饮膳正要·食疗诸病》）

【原文】

治脾胃虚弱，泻痢，久不瘥者，食之立效。

大鲫鱼（二斤），大蒜（两块），胡椒（二钱），小椒（二钱），陈皮（二钱），缩砂（二钱），荜拨（二钱）。

上件，葱、酱、盐、料物、蒜，入鱼肚内，煎熟做羹，五味调和令匀，空心食之。

【方解】

鲫鱼健脾和胃，利水消肿，是此方的君药，可滋养脾胃，缓解脾胃虚弱引起的泄泻。大蒜温中行滞，胡椒温中散寒，小椒温中下气，荜茇温中止痛，四者相合，共奏温中之效。陈皮理气健脾、燥湿化痰，缩砂（砂仁）化湿开胃、温脾止泻，两者同达止泻之功。以上诸药，相互协作，可温中健脾，止泻痢。脾主运化水湿，脾虚水湿运化失常则致泻痢。本方在平补脾胃的基础上，又加了温中化湿之药，性味平和，可长期服用。若脾胃有虚寒之象，可加生姜以增强其温中功效。

三、明清时期

1. 参归腰子（《扶寿精方》）

【原文】

治虚损羸瘦。

羊肾（一对，去脂膜切），肉苁蓉（一两，酒浸一宿，刮去粗皮，切），薤白（七茎，去须，切），葱白（三茎，去须，切），粳米（一合）。

上先将羊肾及肉苁蓉入少酒炒后。入水二大盏半。入米煮之欲熟次下葱白、薤白，煮作粥，入五味调和，空腹食之。

【方解】

羊肾补肾益精，肉苁蓉补肾阳、益精血、润肠通便，两者相合，滋补之效更甚。薤白通阳散结、行气导滞，能够调和气机，促进粥品的消化吸收。葱白发表、通阳、解毒、杀虫，能够增强粥品的散寒效果。粳米调中和胃、渗湿止泻、除烦，能够调和诸药，使粥品口感更佳。虚损羸瘦常由脾肾两虚所致，以上诸药合用，共奏补肾益精、通阳和胃之效。此方以温热之药为主，适合冬季及阳虚畏寒的病人长期服用。

2. 玄霜雪梨膏（《古今医鉴》）

【原文】

生津止渴，除咯血吐血，及治劳心动火，劳嗽久不愈，消痰止嗽，清血归经。

雪梨（六十个，去心、皮，取汁三十钟，酸者不用），藕汁（十钟），新鲜生地黄（捣取汁，十钟），麦门冬（捣烂煎汁，五钟），萝卜汁（五钟），茅根汁（十钟）。

上六汁，再重滤去渣，将清汁再入火煎炼，入蜜一斤，饴糖半斤，柿霜半斤，姜汁一盏，入火再熬如稀糊，则成膏矣。如血不止，咳嗽，加侧柏叶捣汁一钟，韭白汁半钟，茜根汁半钟，俱去渣，入前汁内，煎成膏服之。

【方解】

雪梨、萝卜汁、柿霜可润燥生津、清热化痰；藕汁、生地黄与茅根汁可清热凉血；麦冬养阴润肺，再辅以润肺止咳的蜜、饴糖，兼以调味；姜汁温中化痰，亦可防止整方过寒伤胃。诸品多以汁的形式加入，更能润燥生津，共奏清热生津、润燥止血之效。

3. 养元粉（《景岳全书》）

【原文】

养元粉，大能实脾养胃气。

糯米（一升，水浸一宿，沥干，慢火炒熟），山药（炒），芡实（炒），莲肉（各三两），川椒（去目及闭口者，炒出汗，取红末二三钱）。

上为末。每日饥时，以滚水一碗，入白糖三匙化开，入药末一二两调服之。或加四君、山楂肉各一二两更妙。

【方解】

山药能补脾养肺、固肾益精，芡实、莲肉能健脾止泻，川椒温中，糯米健脾，白糖调味。诸品合用，健脾养胃之力更强。若加入人参、白术、茯苓、炙甘草四君和山楂肉，则效用更佳。

4. 玄武豆（《景岳全书》）

【原文】

羊腰子（五十个），枸杞（二斤），补骨脂（一斤），大茴香（六两），小茴香（六两），肉苁蓉（十二两，大便滑者去之），青盐（八两，如无苁蓉，此宜十二两），大黑豆（一斗，圆净者，淘洗净）。

上用甜水二斗，以砂锅煮前药七味，至半干，去药渣，入黑豆，匀火煮干为度。如有余汁，俱宜拌渗于内。取出用新布摊晾晒干，瓷瓶收贮。日服之，其效无穷。如无砂锅，即铁锅亦可。若阳虚，加制附子一二两更妙。

【方解】

枸杞子、补骨脂、肉苁蓉温肾养肝；大茴香、小茴香理气暖肾；大黑豆色黑入肾，亦能健脾；羊肾以脏补脏，再辅以青盐调味。诸品共用，能暖肾温中。本品收药力于大黑豆之中，取用方便，便于收贮。

5. 莲花肚（《石室秘录》）

【原文】

张公曰："凡病在上者，俱宜饱饭后服之。惟饱食用鸭治胃，实所创闻，真神仙之治法也。

必饱食之以治病，乃脾病也。胃寒而痛者，在心之上也；脾寒而痛者，痛在心之下与左右也。方用猪肚一个，莲肉一两，红枣一两，肉桂一钱，小茴香二钱，白糯米一合，将各药同米俱入肚中，以线扎住口，外用清水煮之。肚未入药之前，先用清水照常洗去秽气，入药煮熟，以极烂为主。一气顿食，蘸甜酱油食之。如未饱，再用米饭压之，而痛如失矣。可与天师方并垂。天师方治胃，而予方治脾，两不相妨。"

【方解】

肉桂、小茴香温中散寒、理气止痛，莲肉、红枣和白糯米健脾益气，猪肚以脏补脏。诸品同用，可温中健脾、理气止痛。

6. 神仙粥（《惠直堂经验方》）

【原文】

专治伤寒。阴阳两感。初起发寒热。葱白七条。连根叶。生姜五大片捣碎。加白糯米一撮。水三碗。煎清粥二碗。入老醋半小盏。乘热饮之。待汗大出而愈。但未食粥前。必问病人。肚内饱胀不思饮食者。即不可用糯米。单以葱姜煎服可也。

【方解】

生姜辛温，能发汗解表、温胃止呕；葱白可发汗解表、散寒通阳；再辅以白糯米温中健脾，食醋调味。四味合用，可解表散寒、温胃止呕。如患者肚内饱胀，食欲不振，则可直接用葱姜煎服。

7. 养生酒（《惠直堂经验方》）

【原文】

补心肾，和血气，益精髓，壮筋骨，安五脏，旺精神，润肌肤，驻颜色。

当归（一两，酒洗），圆眼肉（八两），枸杞（四两），甘菊花（去蒂，一两），白酒浆（七斤），滴烧酒（三斤）。

上药用绢袋盛之，悬放坛中，入酒封固，窨月余。不拘时随意饮之，妙甚。

【方解】

当归，味甘、辛，性温，经酒洗炮制后，其活血通络之力增强，为补血活血、调经止痛之要药，可使气血畅行，以达和血气之目的。圆眼肉，即龙眼肉，味甘，性温，具有补益心脾、养血安神的作用，能有效补心肾、旺精神，可改善心肾亏虚所致的精神疲惫、失眠等症。枸杞子，味甘，性平，归肝、肾经，可滋补肝肾、益精明目，对益精髓、壮筋骨、安五脏作用显著，从根本上滋养人体正气。甘菊花，味辛、甘、苦，性微寒，去蒂入药，能清肝明目、疏散风热。其寒性可制衡方中其他温热药物之偏性，使全方补而不燥。白酒浆与滴烧酒作为溶媒，具有通血脉、行药势之功。同时，借酒之温性，增诸药温通气血、滋补脏腑之能。诸药相伍，共奏原文所载之功，以臻培元固本、调和阴阳、燮理周身之效。

8. 雪羹（《绛雪园古方选注》）

【原文】

大荸荠四个，海蜇（漂去石灰矾性）一两。上二味，水二钟，煎八分服。羹，食物之味调和也；雪，喻其淡而无奇，有清凉内沁之妙。荸荠味甘，海蜇味咸，性皆寒而滑利。凡肝经热厥，少腹攻冲作痛，诸药不效者，用以泄热止痛，捷如影响。

【方解】

荸荠味甘，能清热、化痰、消积；海蜇味咸，能清热平肝、化痰消积。二者皆寒，且具有滑利之性，合用可清热利湿、化痰消积。

四、近现代时期

1. 珠玉二宝粥（《医学衷中参西录》）

【原文】

治脾肺阴分亏损，饮食懒进，虚热劳嗽，并治一切阴虚之证。生山药（二两），生薏米（二两），柿霜饼（八钱）。上三味，先将山药、薏米捣成粗渣，煮至烂熟，再将柿霜饼切碎，调入融化，随意服之。山药、薏米皆清补脾肺之药。然单用山药，久则失于黏腻；单用薏米，久则失于淡渗，惟等分并用，乃可久服无弊。又用柿霜之凉可润肺、甘能归脾者，以为之佐使。病人服之不但疗病，并可充饥，不但充饥，更可适口。用之对证，病自渐愈，即不对证，亦无他患。柿霜饼，即柿霜熬成者，为柿霜白而净者甚少，故用其熬成饼者。然熬此饼时恒有掺以薄荷水者，其性即不纯良。遇阴虚汗多之证用之即有不宜，若果有白净柿霜尤胜于饼。

一少年，因感冒懒于饮食，犹勤稼穑，枵腹力作，遂成劳嗽。过午发热，彻夜咳吐痰涎。医者因其年少，多用滋阴补肾之药，间有少加参、芪者。调治两月不效，饮食减少，痰涎转增，渐至不起，脉虚数兼有弦象，知其肺脾皆有伤损也。授以此方，俾一日两次服之，半月痊愈。

病人服之不但疗病，并可充饥，不但充饥，更可适口。用之对证，病自渐愈，即不对证，亦无他患。

【方解】

山药滋阴益气，薏苡仁健脾渗湿，两者平配，久服无弊。阴虚者，可重用山药，甚或只用山药（一味薯蓣饮），用薏苡仁之健脾相佐，则能滋阴不碍胃；湿盛者，可重用薏苡仁，山药少许，则能利水而不伤阴。疗病、充饥、适口，相对于药方而言，这三点再加上"即不对证，亦无他患"的安全性，构成了本方的主要优点。

2. 期颐饼（《医学衷中参西录》）

【原文】

治老人气虚，不能行痰，致痰气郁结，胸次满闷，胁下作疼。凡气虚痰盛之人，服之皆效，兼治疝气。生芡实（六两），生鸡内金（三两），白面（半斤），白砂糖（不拘多少）。先将芡实用水淘去浮皮，晒干，轧细，过罗。再将鸡内金轧细，过罗，置盆内浸以滚水，半日许。再入芡实、白糖、白面，用所浸原水，和作极薄小饼，烙成焦黄色，随意食之。鸡内金，以补助脾胃，大能运化饮食，消磨瘀积。食化积消，痰涎自除。再者，老人痰涎壅盛，多是下焦虚惫，气化不摄，痰涎随冲气上泛。芡实大能敛冲固气，统摄下焦气化，且与麦面同用，一补心，一补肾，使心肾相济，水火调和，而痰气自平矣。

或问："老人之痰，既由于气虚不行，何不加以补助气分之品？"答曰："凡补气之药，久服转有他弊。此方所用药品，二谷食，一肉食，复以砂糖调之，可作寻常服食之物，与他药饵不同。且食之，能令人饮食增多，则气虚者自实也。"

【方解】

鸡内金健脾消积，芡实健脾除湿、补肾固气，小麦粉益心气养心阴，白糖调味。数味食材同用，制为小饼，方便取食，功效以健脾消积为主。本方妙在善用消磨瘀积、补助脾胃之法，脾胃能运化饮食，则虽无化痰补虚之药，而痰气自平，气虚自实。

第八章

食物养生的创新发展

扫一扫，查阅
本章PPT等
数字资源

学习目标

通过本章的学习，学生能够全面了解食物养生在当代与现代科学的交汇融合，深入认识其创新发展趋势及应用前景，并在日常生活中实践与推广食物养生理念，推动传统食物养生文化传承发展。具体包括：掌握传统食物四气五味理论与现代营养学等学科结合的具体表现；熟悉药食同源理念在现代饮食中的深化应用方式；了解未来食物养生理论在多学科融合、精准养生等方面的研究方向与应用前景，以及食物养生国际化推广和标准化规范化发展的相关内容。

在当下全民追求健康生活的时代浪潮中，古老的食物养生智慧与现代科学正激烈碰撞、深度交融。传统的四气五味、药食同源等理论，在现代营养学等学科的助力下焕发出新的生机。从日常饮食的精准调配，到融合多元文化的创新食养模式，再到全方位健康管理理念的构建，食物养生正展现出蓬勃活力与广阔前景。接下来，让我们深入探究食物养生在当代的创新发展，解锁传统与现代结合的健康新密码。

第一节　传统食养与现代科学的交汇

食物养生作为中华民族传承千年的健康文化精髓，蕴含着丰富的理论基础和实践经验。在当代，这一传统智慧与现代科学相互融合，展现出全新的生命活力和创新趋势。

一、传统理论与现代科学的结合

（一）理论体系的现代化阐释

以现代营养学、分子生物学等学科为基础，探讨传统食物四气五味理论在人体微观调控中的作用。例如，五味调和与现代营养学中的酸碱平衡、抗氧化作用相对应，强调合理配伍对整体健康的调节效果。

（二）功效成分的科学解析

结合现有研究，从营养成分、活性物质、抗氧化因子等角度解读传统食物养生的作用机制。通过现代检测手段分析大枣、山药、枸杞子等药食同源食物中所含的多酚类、黄酮类及微量元素，揭示其滋补强身的科学依据。

（三）疾病预防与调养的具体方案

将传统食物养生理论与现代慢性病管理模式相结合，提出针对不同年龄、体质、职业和健康状况的个性化饮食调理方案。例如，针对高血压患者，推荐以清热利湿、平肝潜阳的芹菜及绿豆等食材为主，配合低盐低脂饮食，避免诱发或加重心脑血管疾病。

二、药食同源理念的深化应用

传统食物养生理论始终秉持着药食同源的理念，我们在传统基础上，进一步拓展了这一理念的实际应用。

（一）"药食一体"理论的具体实践

详细探讨了多种药食同源食材，如人参、枸杞子、红枣、山药等在日常饮食中的使用方法和搭配技巧。通过将这些食材融入日常膳食，如药膳粥、药膳汤等，以达到未病先防、已病防变的健康目标。

（二）从中药材到日常食材的转化

将传统药用食材纳入现代饮食体系，使普通膳食更加具备调理效果。在日常食养中，根据不同体质配制药膳方案，注重使用剂量和烹饪方式的规范化，以使其发挥最佳疗效。

（三）根据季节和个体差异调节饮食

基于传统医学的"天人合一"理念，不同季节和个体状态下的食物养生方案应体现个体化、时令性和精准性。例如，春季食补以助肝气生发为主，宜多食用辛温之品；夏季则以清热解毒为主，建议多食用苦瓜、绿豆等。

三、科学养生方法的推广与普及

在食物养生中，不仅要对理论进行系统性的总结与创新，还需要结合实际生活推广科学的养生方法，特别是将"食饮有节"的理念与现代健康管理相结合。

（一）合理膳食的结构化分析

从营养学角度分析合理膳食的具体构成，以"平衡膳食宝塔"理念为基础，结合传统中医"和五味、平阴阳"的理论，注重不同食材之间的均衡搭配，以促进身体健康。

（二）"药补不如食补"的实践应用

孙思邈提出"安身之本，必资于食"的理论。在生活中，可通过食用五谷杂粮、增加膳食纤维、减少加工食品等食物养生实例，推广食补在慢病管理和日常健康维护中的应用价值。

（三）个性化饮食方案的推广

针对不同年龄、性别、职业和体质特点，应制定具体的膳食指南。例如，老年人饮食建议多食用梨、蜂蜜、银耳羹等滋阴润燥的食物；而对于办公室白领，则推荐燕麦、菠菜、胡萝卜等富含维生素、蛋白质和膳食纤维的食材，以防止职业病的发生。

四、多文化食物养生理论的融汇与创新

食物养生理念不能局限于中国传统食物养生理论，更要引入世界各国的食养文化，对不同饮食模式的健康价值进行全面分析，创新性地融合东西方食养理念，发扬食物养生文化。

（一）多文化食养理论的引入

研究分析日本"禅食文化"、地中海"橄榄油饮食"、俄罗斯"谷物发酵食疗"等传统食养文化，深入探讨不同地区饮食习惯对健康的影响，这对传播食物养生文化具有重要意义。日本的"腹八分目"与中国的"食饮有节"相呼应，而地中海饮食中富含的不饱和脂肪酸和多种抗氧化成分，发挥了其预防心脑血管疾病的作用。

（二）区域性养生特色的整合

我国是一个多民族国家，拥有众多的民族饮食文化。藏族、蒙古族、维吾尔族、畲族等少数民族都有其独特的食物养生经验。例如，藏族的"六季养生法"结合当地高寒气候特点，强调依据季节变化及个体体质选择适合的饮食调养方法；畲族的"鲜药养生法"则以本土新鲜草药为主，注重自然采集和即刻使用，强调草药的活性成分和天然效力，对身体具有温和、直接的调养作用。这种区域性养生文化的整合，不仅有助于传承民族智慧，还能为现代健康生活提供宝贵的借鉴。

（三）全球化背景下的食养模式创新

在总结传统食养理论的基础上，引入现代健康管理中的"功能性食品"概念，并将其与中医药食同源理论相结合，构建适合现代人的健康饮食模式。例如，强调添加益生菌、植物化学成分（类黄酮）和膳食纤维等元素，以充分发挥食物在促进肠道健康、提升免疫力等方面的积极作用。这一融合传统与现代的食养模式，不仅顺应了全球化背景下的健康趋势，也为人们提供了更为科学、全面的饮食指导。

五、传统养生文化与现代健康理念的融合

通过对传统养生文化的现代诠释和深度挖掘，将古代食物养生智慧与现代健康管理理念紧密结合，建立系统化、可操作的养生实践方案。

（一）从单一的食养到全方位的健康管理

现代健康管理不再局限于单一的食物调养，而是融合了运动、睡眠、心理调节等多维度的健康管理手段，提出了"整体健康养生"的新概念。例如，针对工作压力大、睡眠质量不佳的人群，推荐每日食用具有安神功效的莲子、百合粥，并配合 10 分钟的静坐冥想，以实现身心双调的养生目标。

（二）针对特殊人群的精准健康管理

结合现代疾病预防理念，针对三高人群、癌症患者、亚健康状态者等特殊人群制订精准养生策略。以癌症患者为例，建议采用人参、黄芪等具有扶正固本功效的食材，以提升免疫力和提高生活质量。

（三）传承与创新并重的食养文化普及

将传统食养文化转化为易于普及的现代生活方式，并通过食谱、日常养生指南等形式，向大众推广，以提高民众的健康素养。例如，利用五谷粉制成现代健康早餐谷物粥、用中药食材煮制高汤底料等。

在总结传统食物养生理论的基础上，通过引入现代科学研究、国际食养文化、个性化健康管理理念，提出了一套系统化、全面性的食物养生创新理论。这一理论既继承了传统文化的精髓，又融入了现代健康管理的前沿理念，为推动食物养生理论的现代化发展提供了新的思路。

第二节　食物养生发展趋势

食物养生作为中医传统养生的重要组成部分，在当代社会得到了广泛的关注与研究。随着现代科学技术的不断发展，食物养生的未来研究方向与应用前景正逐渐从传统经验体系向更加系统化、科学化、精准化的领域扩展。结合当前研究成果，从跨学科整合、精准营养、个性化养生、疾病管理、全球化推广等多个角度出发，本节将重点探讨食物养生在未来发展中的创新方向与应用前景。

一、未来研究方向：多学科融合与理论创新

（一）中医食疗与现代营养学的深度融合

未来的食物养生研究将更多地融合中医理论与现代营养学的学科优势，从微观营养成分、食物性味、人体代谢途径等多个维度深入剖析食物对人体的健康影响。中医理论中的"阴阳五行""脏腑经络"观念，以及现代营养学中的"营养素代谢""能量平衡"理念可以相互补充，共同形成一个更加全面的健康理论体系。

未来研究方向包括：

1. 性味学说的营养基础探讨　通过现代科学手段揭示不同食物性味（酸、甘、苦、辛、咸）对人体各器官系统的影响。

2. 食物归经的科学验证　基于代谢组学和蛋白质组学技术，探讨中医"归经"理论与食物对特定器官或组织靶向调节作用之间的关系。

3. 食物四性理论的热效应研究　深入分析食物四性（寒、热、温、凉）对人体生理功能的调节机制，结合营养素对机体代谢产热效应的影响，进一步揭示中医食物四性理论的科学依据。

（二）药食同源理论的功能性食品开发

药食同源作为中医食物养生的重要理论，将成为未来食物养生研究的关键方向之一。通过筛选含有多种生物活性成分的传统食材，如枸杞子、黄芪、灵芝等，并结合现代技术进行功能性食品的开发，可将其应用于亚健康状态和慢性病的预防与管理中。

研究内容包括：

1. 多种生物活性成分的协同作用研究　采用化学组分分析与药理实验，研究不同药食同源食材中活性成分的协同作用机制。

2. 基于靶向功能的食品开发 针对不同健康问题，如代谢综合征、心血管疾病、免疫力低下等，开发具有靶向功能的食品和保健产品，提升食物养生的实际应用价值。

（三）中西医结合的跨学科研究模式

随着科学研究的不断深入，中西医结合的研究模式将成为未来食物养生研究的主流。利用现代医学、生物学、药学等领域的技术手段，如分子生物学、基因编辑、细胞实验等，进一步探讨食物在疾病防治中的作用机制，从而推动食物养生理论的现代化与科学化。

二、未来应用前景：精准养生与个性化饮食管理

（一）基于大数据与人工智能的精准养生

未来的食物养生将更多地依赖大数据与人工智能技术，通过智能分析、体质辨识与个性化健康管理，制订更加精准的食物养生方案。

具体措施包括：

1. 个体健康数据的综合分析 通过采集个人健康数据，如基因组信息、代谢水平、生活习惯、饮食偏好等，构建多维度的健康档案，并利用大数据分析模型进行个性化饮食建议的制订。

2. 动态养生方案的智能推荐 结合智能穿戴设备和健康追踪技术，实现对个体健康状态的实时监测与动态调整，提供灵活的食物养生方案。

（二）面向不同体质与疾病状态的个性化养生方案

中医食物养生强调"因时、因地、因人制宜"。未来的食物养生将更多地关注个体差异，根据不同体质类型（气虚、血瘀、湿热体质等）及疾病状态（糖尿病、高血压、肿瘤患者等），提供个性化的养生建议。

实施策略为：

1. 体质辨识与饮食方案定制 利用中医体质辨识技术与现代营养学评估体系，为不同体质人群量身定制个性化的食物养生方案，以最大限度地发挥食物在预防、调理和康复中的作用。

2. 慢病管理与饮食调理 基于慢性病患者的代谢特征，开发低糖、低脂、高纤维等特殊饮食方案，并通过持续的饮食干预，控制疾病进展，改善患者生活质量。

（三）以食养为核心的综合健康管理模式

随着食物养生与现代健康管理理念的结合，未来的健康管理模式将更加注重食疗与运动、心理健康、生活方式的综合调节，形成"食物养生+"的健康管理体系。

具体做法为：

1. 食物养生与运动管理相结合 根据不同个体的运动习惯、体能状态及健康目标，制订"食疗+运动"一体化的健康管理方案，以实现健康效益的最大化。

2. 心理健康与饮食调理的结合 利用中医饮食调养的情志调节功能，改善焦虑、抑郁等心理问题，达到身心共养的目标。

三、全球化视野下的食物养生推广与应用

（一）食物养生的国际化推广

随着中国文化自信的提升，食物养生理论将进一步走向世界。在全球范围内，针对不同地区、不同人群的健康需求，推广具有中国特色的食物养生理念与实践，如中医食疗、药膳等。

推广方式包括：

1. 跨文化饮食养生模式的研究与推广　通过整合中国食物养生理论与西方膳食结构，开发适应全球不同人群的健康膳食方案，如地中海饮食结合中医养生理念，形成具有国际化推广价值的饮食模式。

2. 全球健康问题的食疗解决方案　针对全球性健康问题，如肥胖、心血管疾病、糖尿病等，开发具有中医特色的食养方案，推广"药食同源"的养生理念，提供新的健康干预手段。

（二）标准化与规范化的发展方向

为了推动食物养生的国际化应用，未来研究将集中于食物养生的标准化与规范化建设。制定国际公认的食物养生标准和操作规范，提升食物养生理论的科学性与可操作性。

发展方向为：

1. 药食同源食品的国际标准制定　通过建立药食同源食品的质量标准、成分分析标准和安全性评估体系，提升中医食物养生产品的国际竞争力。

2. 中医食物养生服务的规范化推广　结合国际健康管理与保健服务标准，制定中医食疗与养生服务的行业规范，推动食物养生服务在国际市场的推广应用。

未来的食物养生研究与应用，将进一步深化传统食疗理论与现代科学技术的结合，建立跨学科、多维度的养生理论体系。同时，通过大数据、人工智能等前沿技术的应用，实现个性化、精准化的饮食调理方案，并在全球范围内推广食物养生理念，为解决人类健康问题提供更为全面的解决方案。通过不断地创新性发展，食物养生必将成为未来健康管理的重要组成部分，为人类健康的持续提升作出更大的贡献。

附录资料

一、食物养生相关法律法规汇编

1.《中华人民共和国食品安全法》

《中华人民共和国食品安全法》是我国食品安全领域的基本法律，旨在保障食品安全，维护公众健康和生命安全。该法对食品生产、流通、消费等各环节进行了全面规范，强调了食品安全的社会共治原则。

2.《保健食品注册与备案管理办法》（国家食品药品监督管理总局令第 22 号）

该办法规范了保健食品的注册与备案管理，明确了保健食品的功能声称、原料使用、标签标识等要求，确保保健食品的安全性和有效性。

3.《保健食品原料目录与保健功能目录管理办法》

该办法由国家市场监督管理总局制定，旨在加强对保健食品原料和保健功能的管理，规范保健食品市场，保障消费者权益。

4.《药品、医疗器械、保健食品、特殊医学用途配方食品广告审查管理暂行办法》

该办法规范了药品、医疗器械、保健食品和特殊医学用途配方食品的广告审查，防止虚假宣传，保护消费者的合法权益。

5.《卫生部关于进一步规范保健食品原料管理的通知》

该通知对保健食品原料的管理提出了具体要求，进一步规范了保健食品原料的使用，确保保健食品的质量和安全。

6.《保健食品新功能及产品技术评价实施细则（试行）》

该细则从新功能研究等 6 个方面详细论述，鼓励社会力量开展功能创新和产品研发，以制度创新引领产业创新，满足人民健康需求。

7.《保健食品新功能及产品技术评价实施细则（试行）》

该细则对保健食品新功能及产品技术评价的要求进行了详细规定，为保健食品的研发和评价提供了指导。

二、国家中医药管理局等国家部委级别各类食疗、食养相关标准

1.《国民营养计划（2017—2030 年）》（国办发〔2017〕21 号）

《国民营养计划（2017—2030 年）》强调加强传统食养指导，发挥中医药特色优势，发展传统食养服务，引导居民形成符合地域特点的食养习惯。

2.《中国食物与营养发展纲要（2014—2020年）》（国办发〔2014〕5号）

该纲要旨在保障食物有效供给，优化食物结构，强化居民营养改善，构建稳定高效的食物保障体系和居民营养改善体系。

3. 食养指南

为防治慢性病，国家卫生健康委员会发布了多项食养指南，结合现代营养学与传统食养的优势，为不同人群提供科学的饮食指导。2023年发布的食养指南包括《成人高脂血症食养指南（2023年版）》《成人高血压食养指南（2023年版）》《儿童青少年生长迟缓食养指南（2023年版）》及《成人糖尿病食养指南（2023年版）》等。这些指南提供了针对相应疾病的饮食建议，包含食谱示例和营养健康建议，具有较强的适用性和可操作性。

4. 与食养、食疗有关的食品国家标准

国家卫生健康委员会和市场监督管理总局联合发布了多项食品国家标准，包括《食品营养强化剂 花生四烯酸油脂（发酵法）》《食品添加剂 松香季戊四醇酯》《食品中总砷及无机砷的测定》及《预包装食品营养标签通则》等。这些标准规定了食品添加剂、营养强化剂的使用范围和要求，以及食品中有害物质的检测方法，为食养、食疗的安全性和科学性提供了依据。

参考文献

[1] 葛洪．肘后备急方［M］．广州：广东科技出版社，2012.

[2] 孙思邈．备急千金要方［M］．北京：中医古籍出版社，1999.

[3] 孟诜．食疗本草［M］．北京：中国商业出版社，1992.

[4] 孙思邈．千金翼方［M］．北京：人民卫生出版社，1955.

[5] 昝殷．食医心鉴［M］．上海：上海三联书店，1990.

[6] 陈直．养老奉亲书［M］．上海：上海科学技术出版社，1988.

[7] 王怀隐，等．太平圣惠方［M］北京：人民卫生出版社，2016.

[8] 张子和．儒门事亲［M］．上海：上海科学技术出版社，1959.

[9] 忽思慧．饮膳正要［M］．北京：中华书局，1958.

[10] 李时珍．本草纲目［M］．北京：中华书局，2021.

[11] 龚廷贤．万病回春［M］．北京：中国中医药出版社，2019.

[12] 高濂．遵生八笺［M］．北京：中国医药科技出版社，2021.

[13] 王士雄．随息居饮食谱［M］．北京：中国中医药出版社，2006.

[14] 袁枚．随园食单［M］．北京：中国书店出版社，2019.

[15] 赵学敏．本草纲目拾遗［M］．北京：人民卫生出版社，1963.

[16] 龚廷贤．寿世保元［M］．北京：中国医药科技出版社，2011.

[17] 章穆．调疾饮食辩［M］．北京：中医古籍出版社，1999.

[18] 陈士铎．石室秘录［M］．北京：人民卫生出版社，2006.

[19] 王子接．绛雪园古方选注［M］．北京：中国医药科技出版社，2011.

[20] 葛均波，王辰，王建安．内科学［M］，10 版．北京：人民卫生出版社，2024.

[21] 何富乐，雷建光，邱胜平，等．实用畲族药膳学［M］．北京：中国纺织出版社，2022.

[22] 钱璐，傅晓骏．傅晓骏肾脏病临床经验集萃［M］．北京：中国中医药出版社，2021.

[23] 吴勉华，石岩主编．中医内科学［M］．北京：中国中医药出版社，2021.

[24] 施洪飞，方泓主编．中医食疗学［M］．北京：中国医药科技出版社，2021.

[25] 方泓．中医饮食养生学［M］．北京：中国中医药出版社，2020.

[26] 史丽萍，何富乐．中医药膳食养学［M］．北京：人民卫生出版社，2020.

[27] 朱向东，冯胜利．实用中医药膳食疗学（全国中医药继续教育教材）［M］．北京：中国中医药出版社，2020.

[28] 严灿，吴丽丽．中医基础理论．北京：中国中医药出版社，2019.

[29] 焦广宁，李增宁，陈伟．临床营养学［M］．北京：人民卫生出版社．2017.

[30] 王者悦．中国药膳大辞典［M］．北京：中医古籍出版社，2017.

[31] 马烈光，蒋力生．中医养生学［M］，3 版．北京：中国中医药出版社，2016.

[32] 施洪飞，方泓．中医食疗学［M］．北京：中国中医药出版社，2016.

［33］何富乐．恶性肿瘤中医食疗研究——癌症中医分时食疗探索［M］．杭州：浙江大学出版社，2014.

［34］邓铁涛．中医诊断学［M］．上海：上海科学技术出版社，2013.

［35］巴·吉格木德．蒙医基础理论［M］．呼和浩特：内蒙古医学院印刷厂，2008.

［36］叶强．中国食疗本草新编［M］．广州：广东高等教育出版社，1999.

［37］刘智壶，孙旭升，等主编．中国传统医学百病百草治疗大全［M］．太原：山西科学技术出版社，1999.06.

［38］陈可冀，柯联才．花果疗法［M］．长沙：湖南科学技术出版社，1996.

［39］马文飞．家庭食疗小全书［M］．郑州：河南科学技术出版社，1991.

［40］赵章忠．食品的营养与食疗［M］．上海：上海科学技术出版社，1991.

［41］何一骏．海味营养与药用指南［M］．广州：广东科技出版社，1990.

［42］刘继林．食疗本草学［M］．成都：四川科学技术出版社，1987.

［43］向芯慰，谢薇，王志红．怒族特色饮食的食疗价值［J］．中国民族民间医药，2024（4）：3-4.

［44］余璐，李伟，岳玲，等．生酮饮食与阿尔茨海默病认知功能关联性研究进展［J］．阿尔茨海默病及相关病，2024，7（2）：147-150，160.

［45］张炜琼．两宋时期饮食养生研究［D］．北京：北京中医药大学，2023.

［46］林琴，杨爽，胡晓玥，等．浅析壮药绣球操在壮医养生康复中的应用［J］．中国民族民间医药，2023，32（17）：1-5.

［47］姜子祥，陆海鹏，陈应奇，等．黎族食疗智慧—鱼茶［J］．中国民间疗法，2023，31（2）：35-39.

［48］李锦，李静．日本幼儿食育的理念、实施形式及启示［J］．今日教育（幼教金刊），2021（3）：56-59.

［49］王睿琳．跨文化交际视角下中国和西班牙饮食文化不同的分析［J］．产业与科技论坛，2021，20（21）：64-65.

［50］林扎西卓玛．试析藏医药学之六季饮食保健［J］．青藏高原论坛，2021，9（1）：57-61.

［51］陈昱良，任志颖，刘茉，等．云南双柏彝族食疗文化初探［J］．中国民间疗法，2021，29（24）：30-32.

［52］王欢．分析中医食疗药膳对亚健康状态的影响［J］．医学食疗与健康，2021，19（1）：22-24.

［53］苏现彪，殷爱华，杨楹，等．中国青少年心理亚健康状态检出率的Meta分析［J］．中国儿童保健杂志，2021，29（6）：645-649.

［54］朱志红．法国的饮食文化［J］．现代食品，2020（23）：29-31.

［55］杨山卓玛．藏医养生保健的理论概述［J］．中国民族医药杂志，2020，26（4）：71-72.

［56］陈斌，王兵，姜德友．《黄帝内经》三因制宜养生观［J］．吉林中医药，2020，40（4）：448-450.

［57］孟彦．百合地黄汤干预心理亚健康实验大鼠模型的效应与机制研究［D］．太原：山西大学，2019.

［58］陈国强主编，民间药食两用植物［M］．福州：福建科学技术出版社，2019.

［59］荆玲玲．咖啡与茶——英国的饮食文化与民族认同［J］．文化研究，2019（1）：42-56.

［60］陈雅婷，朱星，崔瑾，等．苗医药疗养生法浅析［J］．中国民族民间医药，2019，28（13）：1-4.

［61］胡志平，陆廷祥，王传明，等．苗族常用植物药及经验方［J］．中国民族医药杂志，2018，24（6）：50-52.

［62］陈雅婷，朱星，崔瑾，等．苗族养生保健方法研究之浅述［J］．中国民族医药杂志，2018，24（3）：76-78.

［63］李瑞红．维吾尔茶文化与茶语言探析［J］．佳木斯职业学院学报，2018（1）：375.

［64］宋媛媛，汪珺．儿童亚健康体质的食疗药膳调理举隅［J］．教育教学论坛，2018（21）：90-91.

［65］张睛睛．日本人饮食生活的变迁——作为健康饮食代表的"和食"的形成与发展［J］．食品安全导刊，2018（27）：63.

［66］陈倩，袁先婷．老年人健康饮食体系探讨——以日本料理为例［J］．健康之路，2018，17（3）：138-139.

［67］富丽瑶．浅谈俄罗斯的饮食文化［J］．家庭生活指南，2018（11）：113.

［68］白散丹．传统蒙医养生保健［J］．中国民族医药杂志，2018，24（2）：60-61.

［69］杨忠辉．藏医药浴疗法用于养生保健的价值探讨［J］．中西医结合心血管病电子杂志，2018，6（21）：39.

［70］赵蕾，武嫣斐，向欢，等．心理亚健康现代研究进展［J］．中国药理学与毒理学杂志，2017，31（6）：590-596.

［71］刘春艳，闫新红．维吾尔族饮食文化中的生命内涵及其教育价值探析［J］．喀什大学学报，2017，38（2）：98-100.

［72］赵金媛，潘华峰，叶晓宪，等．试论岭南地区中医食疗文化特点［J］．山西中医，2017，33（6）：1-2.

［73］李根，金劲松．从"肾藏精"论药膳治疗亚健康状态［J］．亚太传统医药，2017，13（12）：69-71.

［74］赵蕾，武嫣斐，向欢，等．心理亚健康现代研究进展［J］．中国药理学与毒理学杂志，2017，31（6）：590-596.

［75］杨婉莹．俄罗斯民族饮食文化漫谈［J］．侨园，2017，（4）：8-9.

［76］张梦．法国的独特饮食文化［J］．农家参谋，2017，（13）：266-267.

［77］周毛吉，多杰，卡着杰．浅谈藏医"疾病蓄积"与健康养生［J］．中国民族医药杂志，2016，22（8）：54+58.

［78］荆文华，陈学顺，郭秀君，等．亚健康的辨证施膳［J］．全科护理，2016，14（19）：1987-1989.

［79］严姝霞，陈仁寿，徐桂华，等．常见补益类食物性效、宜忌规律探析及其对中医护理的启示［J］．解放军护理杂志，2016，33（23）：20-23，35.

［80］刘红岩．风土酿就菜系——日本饮食文化的形成及特点［J］．宿州教育学院学报，2015，18（3）：34-35+41.

［81］陈晓丽．我国少数民族饮食养生概要［J］．中国民族医药杂志，2015，21（1）：73-74.

［82］黄智锋，华碧春．福建畲族药膳食疗养生刍议［J］．光明中医，2015，30（11）：2273-2274.

［83］周小建．浅谈健脾八珍糕在临床的应用［J］．内蒙古中医药，2012，31（11）：66-67.

［84］熊莎．清代食养文献研究［D］．武汉：华中师范大学，2012.

［85］张宏杰．英国饮食文化研究［J］．世界文化，2012（6）：45-49.

［86］钟鸣．壮药与养生保健［J］．中国民族医药杂志，2012，18（3）：72-74.

［87］祁燕，樊卫兵．新疆维吾尔族民间养生健身研究［J］．新疆职业大学学报，2011，19（3）：40-42.

［88］白桂英．蒙医策格（酸马奶）疗法之浅谈［J］．中国民族医药杂志，2011（12）：38-39.

［89］胡镜清，江丽杰，彭锦，等．现代医学模式下亚健康概念特征属性的思考及其意义［J］．中国中医基础医学杂志，2011，17（6）.

［90］赵歆，陈家旭，王利敏，等．亚健康状态肝郁脾虚证常见症状调查研究［J］．山东中医药大学学报，2011，35（3）：278-280.

［91］田栓磊，王琦．浅析中医饮食养生的基本原则［J］．时珍国医国药，2011，22（4）：976-977.

［92］杨华伟，何清湖．疏肝解郁法在心理性亚健康中的运用初探［J］．湖南中医杂志，2009，6：88-89.

［93］刘保延，何丽云，谢雁鸣，等．北京地区亚健康人群中医基本证候特征的流行病学研究［J］．北京中医药大学学报，2007（2）：130-135.

［94］阿尔斯朗，阿孜古丽·依明，卢秀莲．新疆维吾尔族主食"馕"的营养及养生作用初探［J］．中国民族医药杂志，2004（3）：43-44.

［95］张永东，瞿显友，钟颖，等．土家族食疗及特点［J］．中国民族民间医药，2004（67）：97-100.

［96］董玉整．亚健康及其产生的三个主要原因［J］．中华流行病学杂志，2003（9）：9-10.

［97］董莉，董玉整．"亚健康"的表现、原因和对策［J］．医学与哲学，2001（12）：54-55.

［98］黄汉儒．壮医理论体系概述［J］．中国中医基础医学杂志，1996，2（6）：3.